131

PREGUNTAS Y RESPUESTAS SOBRE DIETAS BAJAS EN CARBOHIDRATOS

UN PLAN PARA BAJAR DE PESO Y RECUPERAR TU SALUD

Jesús M. Román Vélez, MD.

Publicado por Ibukku
www.ibukku.com
Diseño y maquetación: Índigo Estudio Gráfico
Copyright © 2020 Jesús M. Román Vélez, MD.
ISBN Paperback: 978-1-64086-762-8
ISBN eBook: 978-1-64086-763-5

ÍNDICE

ADVERTENCIA

El propósito fundamental de este libro es proveer información que pueda ser de beneficio para su salud. La información aquí provista no ha sido evaluada por el *US Food and Drug Administration.* No pretende, por tanto, reemplazar el consejo ni la evaluación directa de su médico, como tampoco sustituir ningún tratamiento prescrito en este momento. Se le recomienda que todo plan nutricional, cambio de estilo de vida o plan de ejercicios se informe y se discuta con su médico antes de comenzarlo.

DEDICATORIA

A mis padres, la señora Carmen Vélez Irizarry y el señor Jesús Román Hernández. A ustedes, que me enseñaron que podía alcanzar todos mis sueños si estaba dispuesto a trabajar duro y darle el primado a Dios. A ustedes, que corrigieron mis errores, me acompañaron en mis tristezas, me levantaron cuando caí y me amaron aun con mis imperfecciones. A ustedes, que pasaron escasez para que yo realizara mi sueño de estudiar medicina. A ustedes, a quienes les debo lo que hoy soy y lo que he alcanzado. A ustedes, mis queridos viejos, les dedico este libro con todo mi amor.

AGRADECIMIENTOS

El libro que está en tus manos es producto del trabajo en equipo. Son muchas las personas a las que tengo que agradecer y quiero tomar un espacio para reconocerlas brevemente.

En primer lugar, quiero agradecerle a Dios por el inmenso amor y la misericordia con que me ha bendecido y me ha sostenido a lo largo de mi vida. Es por eso que en cada proyecto profesional que emprendo, intento compartir humildemente y con compromiso cristiano esas bendiciones recibidas.

Quiero agradecer a la señora Ashley Valentín Cardona, quien ha sido mi mano derecha para que este libro fuera una realidad. Sin su ayuda y esfuerzo habría sido muy difícil completar este proyecto.

A mi hija Alejandra Román, quien fue la persona a cargo de las referencias. Con apenas quince años, es una de las personas más inteligentes que conozco. ¡Qué bendición que formes parte de mi equipo de trabajo, querida Alejandra!

A la profesora Teresita Soto Falto, por su ayuda y esmero en la corrección cuidadosa del texto.

A la Lcda. Yasira Ocasio Oliveras, Nutricionista/ Dietista, por su colaboración en el texto.

A mi hijo, Manuelito, de tan solo cuatro años, quien llegó como un regalo de Dios a nuestras vidas. Manuelito y Alejandra, mis hijos, son mi motor, mi motivación y mi razón para seguir adelante.

Finalmente, mi agradecimiento a mi esposa, la doctora Ruth Martínez Camacho, por su paciencia y apoyo para que pudiera realizar este proyecto.

Gracias a todos por su aprecio, su cariño y su amor; sin ellos, este segundo libro que hoy publicamos habría sido imposible de completar. Gracias infinitas.

INTRODUCCIÓN

El mundo está atravesando la crisis de salud más grande de la historia. Actualmente estamos sufriendo la prevalencia de obesidad más grande que se haya visto. Por ejemplo, en los Estados Unidos el 38% de los hombres y el 41% de las mujeres sufren de obesidad. Estas cifras resultan más alarmantes si unimos el concepto de obesidad al de sobrepeso; entonces estamos hablando de que dos terceras partes de la población norteamericana están a riesgo de sufrir serias complicaciones de salud debido a lo previo. Si esto te parece sorprendente, la situación es aún más preocupante, ya que un estudio reciente demostró que el 88% de la población en los Estados Unidos no está metabólicamente saludable. En otras palabras, solo el 12% de la población norteamericana es metabólicamente saludable. (2) Cuando no hay salud metabólica estamos a riesgo de padecer de las enfermedades crónicas más comunes y con un alto índice de letalidad, como pueden ser la enfermedad cardiovascular, el cáncer, la enfermedad de Alzheimer, la diabetes tipo 2 y la enfermedad del hígado.

Pero no hay que ser un científico para darse cuenta de que nuestra salud no está en buen estado. Te voy a lanzar un reto. La próxima vez que vayas a un centro comercial, siéntate tranquilamente a ver pasar a la gente. Te darás cuenta de que muy pocas personas reflejan físicamente que disfrutan de buena salud. Probablemente verás muchas personas cargando mucha grasa en el área abdominal y personas con obesidad. Incluso, muchos caminaran con dificultad, ayudándose de andadores o sillas de rueda, un problema causado por el mismo exceso de peso. Simplemente observando a la gente nos damos cuenta de que algo anda mal en la salud general de la sociedad.

En medio de esta situación tan crítica, la respuesta de las principales agencias de salud sigue siendo la misma. En cuanto a nutrición, el consejo por los últimos cuarenta años aproximadamente es que contemos las calorías y limitemos la grasa en nuestra dieta. Tristemente, a pesar de que han repetido el mismo consejo nutricional por todo este tiempo, la incidencia de sobrepeso, obesidad y de enfermedades crónicas siguen aumentando. Cualquier persona sensata se daría cuenta de que algo anda mal con el consejo nutricional tradicional.

La respuesta médica a este problema ha sido tratarla con fármacos. Así como lo lees, el paciente desarrolla condiciones crónicas como diabetes, presión arterial alta, obesidad y síndrome metabólico y la mayor parte de las veces el médico le receta un medicamento que no le va a curar la condición, sino que le mitigará los síntomas o le ralentizará la velocidad con que sus órganos puedan sufrir daño. Quiero aclarar, que en ninguna medida estoy en contra del uso de medicamentos; al contrario, reconozco que son un recurso indispensable en la medicina. Pero, en la medicina actual, estamos tratando las enfermedades crónicas producidas por el estilo de vida solo con medicamentos. El principal tratamiento de las condiciones crónicas producidas por el estilo de vida moderno debe modificarse. Es urgente que le recomendemos al paciente que haga cambios en su nutrición diaria, en la actividad física, en su horario de sueño y en su manejo de estrés.

En medio de este cuadro de salud, las dietas bajas en carbohidratos han cobrado popularidad como una solución a esta crisis de salud y su popularidad no es para menos. Son una herramienta poderosa para bajar de peso y para revertir múltiples condiciones metabólicas con decenas de estudios científicos que comprueban su eficacia (60,71,72,77). A pesar de esto, esta estrategia de nutrición no se utiliza por los profesionales de la salud con la frecuencia que se debiera para el tratamiento de personas con condiciones crónicas metabólicas. Evidentemente, las dietas bajas en carbohidratos tienen un potencial gigante para mejorar la salud de gran parte de la población, sin embargo, se subutilizan.

Aun así, su auge ha aumentado muchísimo en los últimos 10 años. Según aumenta la popularidad de las dietas bajas en carbohidratos también aumentan las dudas y preguntas de la población respecto al uso de esta estrategia nutricional. Las dudas y preguntas van desde la parte básica de cómo hacer este tipo de alimentación hasta sus aplicaciones para el tratamiento de múltiples condiciones de salud. Además, existen muchas dudas respecto a cuan seguro es usar este tipo de alimentación y los riesgos, si alguno a largo plazo. Precisamente el propósito de este libro, es contestar todas esas interrogantes. Yo he utilizado las dietas bajas en carbohidratos como herramienta para ayudar a muchos de mis pacientes durante la última década. También, he estado educando al público sobre esta estrategia nutricional a través de conferencias, redes sociales y creando material escrito, como el libro que tienes en tus manos.

En esta nueva publicación que tienes en tus manos, contesto con claridad las preguntas más comunes que, de manera presencial o virtual, el público me ha hecho reiteradamente con respecto a este tema. Te explico mediante respuestas claras y sencillas cómo puedes hacer una dieta baja en carbohidratos, cómo ajustamos la dieta dependiendo de la condición de salud del paciente y despejamos dudas con respecto a los mitos que muchas veces rodean este estilo de alimentación. De igual forma, incluimos respuestas a las preguntas más comunes sobre otros aspectos de un estilo de vida saludable como el ayuno, la importancia del ejercicio y el sueño. Este libro está hecho a modo de un "live" en Facebook donde voy contestando todas las preguntas detalladamente en un estilo ágil y ameno.

Hay dos formas en las que puedes usar este libro. Si es la primera vez que sigues una dieta baja en carbohidratos y quieres adquirir conocimientos detallados sobre los conceptos básicos, puedes leerlo de un tirón de principio a fin. Si por otro lado, llevas tiempo viviendo un estilo de vida bajo en el consumo de carbohidratos, entonces puedes ir directamente al tema o a la pregunta específica que te interesa para encontrar la información que necesitas. Leyéndolo podrías estar a unas pocas páginas de mejorar tu salud. Espero que este libro sea de mucha bendición para tu vida.

CAPÍTULO I
PREGUNTAS MÁS FRECUENTES QUE RECIBO SOBRE CONCEPTOS BÁSICOS DE LAS DIETAS BAJAS EN CARBOHIDRATOS

1. ¿Cómo contabilizamos los carbohidratos?

Es probable que esta sea la pregunta más importante de este libro. El aspecto más clave de una dieta baja en carbohidratos es aprender a contabilizarlos. Literalmente, perder grasa del área abdominal y mejorar nuestra salud depende de cuan efectivamente logremos disminuir los carbohidratos en nuestra dieta. Para lograr este objetivo debemos aprender a contabilizarlos. Afortunadamente, en este libro aprenderás cómo hacerlo.

Es una fórmula muy sencilla. Lo que contabilizaremos es lo que se conoce como carbohidratos netos. Para obtener los carbohidratos netos tomamos el total de carbohidratos en un alimento y le restamos la cantidad de fibra. La razón por la que hacemos esta resta es porque la fibra es un carbohidrato que no se digiere, por lo tanto, no se absorbe y no afecta los niveles de insulina.

Un poco de bioquímica...

Las fuentes principales de energía (calorías) son los carbohidratos, las proteínas, las grasas y el alcohol. Los carbohidratos están compuestos de carbono, hidrógeno y oxígeno, y generalmente se clasifican en monosacáridos, disacáridos y polisacáridos. Los monosacáridos se componen de un solo carbohidrato. Ejemplos de esto son la glucosa, que es la forma más simple de carbohidrato, la fructosa, que es el azúcar de las frutas, y la galactosa, que se encuentra en la leche. Los disacáridos contienen dos moléculas de carbohidrato unidas. Algunos ejemplos incluyen la sacarosa, o azúcar de mesa, que es glucosa enlazada a fructosa y la lactosa, el azúcar encontrado en la leche, que es glucosa enlazada a galactosa. Cuando hay muchos monosacáridos unidos, el producto se conoce como polisacárido, o carbohidrato complejo. Ejemplo de un carbohidrato complejo sería el almidón contenido en alimentos como papa, ñame, arroz y pan. Para efectos de este libro, hablamos de carbohidratos en general. La razón de esto es que en nuestro intestino delgado todos los carbohidratos se rompen en carbohidratos simples, especialmente la glucosa que es el más común de ellos. La glucosa tiene el efecto de subir los niveles de insulina y esto a su vez promueve el almacenamiento de grasa en el abdomen. Lo cual también promueve el desarrollo de múltiples enfermedades.

A continuación, te muestro varias etiquetas para que puedas aplicar la fórmula y obtener los carbohidratos netos.

Recuerda la fórmula:

Total de carbohidratos - Total de fibra = Carbohidratos netos

Ejemplo 1

DATOS NUTRICIONALES	
4 porciones por envase	
Tamaño de la porción	**1 hamburguesa (71 g)**
Cantidad por porción **Calorías** 170	Calorías de grasa 0
	% Valor diario
Grasa total 9g	**12%**
Grasa saturada 0.5g	**3%**
Grasas trans 0g	
Colesterol 0mg	**0%**
Sodio 310 mg	**13%**
Carbohidratos totales 18g	**6%**
Fibra dietética 7g	**23%**
Azúcares 1 g	
Incluye 0g Azúcares Añadidos	**0%**
Proteínas 4 g	
Vitamina D 0mcg	**0%**
Calcio 40mg	**2%**
Hierro 1.7mg	**10%**
Potasio 230mg	**4%**

Tomemos los 18 gramos de carbohidratos totales y le restamos los 7 gramos de fibra dietética. Así obtenemos los 11 gramos de carbohidratos netos que te provee cada porción de este alimento.

Ejemplo 2

DATOS DE NUTRICIÓN		
Tamaño de la porción 1 paquete (25 g)		
Raciones por empaque 1		
Cantidad por ración		
Energía 95 kcal (400 kJ)		
Energía de la grasa 22 kcal (92 kJ)		
		% VRN
Grasa total	2.5g	**3%**
Grasa saturada	2.0g	**10%**
Grasa monoinsaturada	0.5g	
Grasa poliinsaturada	0g	
Grasas trans	0g	
Colesterol	0mg	**0%**
Sodio	138mg	**6%**
Potasio	240mg	
Carbohidratos totales	18g	**5%**
Fibra dietética	2.0g	**7%**
Azúcares	1g	
Proteínas	2.5g	
Vitamina A**		Vitamina C**
Calcio 6%		Hierro 18%
Hierro	1.7mg	**10%**
Potasio	230mg	**4%**

Analicemos esta etiqueta. El paquete (25g), que es la porción por empaque, contiene 18 gramos de carbohidratos totales a los cuales se le resta los 2 gramos de fibra dietética. Esto nos dejaría con 16 gramos de carbohidratos netos.

DATOS NUTRICIONALES/NUTRITIONAL FACTS

8 servings per container 8 raciones por envase

Serving size / Tamaño por ración	1 oz. (28g - about ¼ cup / ¼ taza)

Amount per serving / cantidad por ración	
Calories / Calorias	**190**

	% Daily value* / Valor Diario*
Total Fat / Grasa total 18g	**23%**
Saturated Fat / Grasa Saturada 1.5g	**8%**
Trans Fat / Grasa *Trans* 0g	
Polyunsaturated Fat / Grasas Poliinsaturadas 13g	
Monounsaturated Fat / Grasas Monoinsaturadas 2.5g	
Cholesterol / Colesterol 0mg	**0%**
Sodium / Sodio 0mg	**0%**
Total Carbohydrate / Carbohidrato total 4g	**1%**
Dietary Fiber / Fibra dietética 2g	**7%**
Total Sugars / Azúcares Total 1 g	
Includes 0 g Added Sugars / Incluye 0g azúcares añadidos	**0%**
Protein / Proteínas 4 g	
Vitamin D / Vitamina D 0mcg	**0%**
Calcium / Calcio 30mg	**2%**
Iron / Hierro 0.8 mg	**4%**
Potassium / Potasio 130 mg	**2%**

Veamos esta última etiqueta. Si consumes 1 ración (¼de taza), que contiene 4 gramos de carbohidratos totales y le restas los 2 gramos fibra dietética, estarías consumiendo 2 gramos de carbohidratos netos. Si consumes 2 raciones (½ taza), estarías consumiendo 4 gramos de carbohidratos netos.

En mi práctica médica diariamente veo pacientes que han bajado 10, 20, 50 o hasta 100 libras usando este método de restricción de carbohidratos, y todo comenzó con aprender a contabilizar los carbohidratos. No solo veo como bajan de peso, veo como logran revertir síndrome metabólico, logran revertir o controlar su diabetes, mejorar su movilidad y su estado de ánimo.

Para comenzar este proceso, he dividido los rangos de carbohidratos que usaremos en tres fases, como lo hago en mi clínica:

NOTA ACLARATORIA DEL AUTOR

Para aquellos que leyeron mi primer libro: *Los pilares de la buena salud*, esta vez he sido más restrictivo en los rangos de carbohidratos permitidos. Esto es así porque desde entonces he visto en mi práctica médica cada vez más pacientes con resistencia a la insulina. Para estos pacientes la restricción de carbohidratos deber ser más agresiva para lograr revertir la condición, perder peso y mantener una composición corporal saludable.

Fase 1 (0-30 gramos netos de carbohidratos)

Esta es la fase inicial y agresiva para perder peso y revertir condiciones metabólicas como síndrome metabólico, hiperinsulinemia y resistencia a la insulina. Restringiendo los carbohidratos a menos de 30 gramos netos al día, podremos observar una pérdida notable de peso, mayormente en el área abdominal. En este rango de carbohidratos netos es común ver pacientes perder el 10% del peso corporal en menos de 3 meses. En una persona que pese 250 libras, el 10% del peso sería perder 25 libras. Esto es muy importante porque los estudios científicos muestran que una persona obesa que pierda el 10% del peso, disminuye sus probabilidades de morir y su riesgo de enfermedad del corazón, mejora su movilidad, baja su nivel de inflamación y revierte condiciones metabólicas.

NOTA PARA DIABÉTICOS QUE USAN MEDICAMENTOS...

La restricción de carbohidratos es tan efectiva para el control de la diabetes que tan pronto como los primeros días notarás una disminución en los niveles de glucosa en sangre. Es muy importante estar atento y en constante contacto con tu médico para comenzar a disminuir inmediatamente las dosis de los medicamentos que utilizas, para evitar un posible episodio de hipoglicemia (lo que en Puerto Rico se conoce como un bajón de azúcar).

En esta fase se permite consumir carne como la de las aves, res y cerdo, al igual que crustáceos y mariscos. También se permite consumir huevos, ya que, para efectos de tu contabilización de carbohidratos netos al día, las carnes y los huevos se cuentan como cero gramos. Los vegetales como brócoli, coliflor, apio, zucchini, cebollas, lechugas, espinacas, zanahorias y espárragos, al igual que los lácteos altos en grasa y bajos en carbohidratos como los quesos, la mantequilla, la mayonesa, la crema espesa y el yogurt griego también se incluyen en esta Fase 1. En este rango de carbohidratos, la mayoría de las frutas están restringidas, ya que su contenido de carbohidratos es más alto. Sin embargo, hay algunas frutas que son bajas en carbohidratos que pueden formar parte de esta fase, estas son moras (*blackberries*), arándanos (*blueberries*), fresas (*strawberries*), frambuesas (*raspberries*), aguacates, pimientos, tomates, chayotes y aceitunas. Algunas semillas como las nueces y las almendras también podrían formar parte de esta fase, pero solo cuando son consumidas con moderación.

Este rango de carbohidratos de la Fase 1 es llamado por muchos científicos rango cetogénico de restricción de carbohidratos. Esto es debido a que en este rango la mayoría de la gente estará usando grasas como combustible principal, tanto la ingerida en la dieta como la grasa almacenada en el cuerpo. Como parte de este proceso de usar grasas como fuente de energía, tu hígado va a formar unas moléculas llamadas cuerpos cetónicos. Los tres cuerpos cetónicos principales son: betahidroxibutirato (que se puede medir en sangre), acetoacetato (que se puede medir en la orina) y acetona (que se puede medir en el aliento). El cuerpo cetónico principal en la sangre es el Betahidroxibutirato. Este es un combustible estupendo para muchos órganos de tu cuerpo, en especial para tu cerebro, donde es aún más eficiente que la glucosa. Como decíamos antes, los cuerpos cetónicos como el betahidroxibutirato, se pueden medir en sangre. Para hacerlo se usa una máquina llamada un medidor de cetonas (*ketone meter*) que usa una gotita de sangre luego de un pequeño pinchazo en un dedo, tal como se miden los niveles de glucosa en los diabéticos. Tener en esta prueba un nivel de cetonas mayor de 0.4 mmol/dL es considerado cetosis nutricional. Aunque a mucha gente le gusta medirse los niveles de cetonas, no es necesario hacerlo para obtener los beneficios de este estilo de alimentación.

En esta primera fase observarás una pérdida de grasa abdominal acelerada. Además, te adaptarás a comer alimentos bajos en carbohidratos y te adaptará a usar grasa como fuente principal de energía. ¡Te convertirás en una máquina quemadora de grasa! Igualmente verás cómo el diámetro de tu cintura disminuye y cómo, de forma natural, no sentirás hambre constante. Pero es de suma importancia que al comenzar tu nuevo estilo de vida contabilices los carbohidratos netos de todo lo que comes y lleves un registro con el total de carbohidratos netos del día. Múltiples estudios científicos han comprobado la efectividad de este método; te invito a que lo intentes.

NOTA DEL AUTOR

Hay muchas personas que se benefician de permanecer en Fase 1 (0-30 gramos netos de carbohidratos) como un estilo de vida. Por ejemplo, hay personas que comienzan a aumentar la grasa en su área abdominal cuando consumen más carbohidratos de los permitidos en la Fase 1. Algunas otras personas que quizás se benefician de permanecer en esta fase como un estilo de vida, son pacientes con diabetes difícil de controlar, obesidad severa, resistencia a insulina, entre otros. Hay otras personas que simplemente se sienten mejor física y mentalmente en este rango de carbohidratos como es mi caso.

Fase 2 (30-60 gramos de carbohidratos netos)

Esta segunda fase es similar a la Fase 1, pero el consumo de carbohidratos es un poco más liberal. En esta fase se permite comer todo lo que describimos en la Fase 1 (carne animal, vegetales, nueces, almendras, lácteos altos en grasa y bajos en carbohidratos y huevos), pero ahora podrías añadir con mayor libertad, y con cuidado, un poco más de frutas bajas en carbohidratos. Ejemplos de estas son moras, fresas, arándanos, melón de agua, chayotes, tomates, pimientos, aceitunas y aguacates. De todos modos, en esta fase vas a continuar perdiendo grasa abdominal.

Muchas personas, luego que alcanzan sus metas de salud con la Fase 1, utilizan esta Fase 2 como mantenimiento. En esta fase la grasa sigue siendo tu fuente principal de energía y aún en este rango muchas personas podrían estar en cetosis nutricional especialmente si hacen algún tipo de actividad física.

Fase 3 (opcional) (60-100 gramos de carbohidratos netos)

Fase 3 es más liberal en cuanto al consumo de carbohidratos, pero aun así mucho más restrictiva que lo que solíamos llamar "normal" en la dieta moderna la cual permite un consumo de más de 250 gramos de carbohidratos al día. Esta fase no es para todos porque es solo para aquellas personas que, aun subiendo a este rango de carbohidratos, no aumentan grasa abdominal ni regresan a sus problemas metabólicos. En mi experiencia clínica, a la mayoría de las personas que bajan de peso y mejoran su salud usando una dieta baja en carbohidratos les va mejor cuando permanecen en los rangos de carbohidratos netos descritos en las fases 1 y 2.

Esta es una pregunta crucial, ya que contiene la clave de cómo realizar una dieta baja en carbohidratos de forma efectiva. Estos rangos de carbohidratos son más bien una guía ilustrativa que facilita la comprensión y la aplicación de la dieta. Cada persona tiene un nivel diferente de tolerancia a los carbohidratos que depende de su genética, de sus condiciones médicas y de su nivel de resistencia a la insulina. Por ejemplo, una persona que tenga una tendencia genética/familiar a la obesidad o que tenga condiciones médicas como diabetes tipo 2, síndrome metabólico o resistencia a la insulina, va a necesitar un nivel de carbohidratos más bajo en su dieta para mejorar su salud, que una persona que no tenga estos factores de riesgo. La tolerancia a los carbohidratos varía también con la edad, por ejemplo: quizás un joven de 14 años que sea físicamente activo pueda tolerar 250 gramos de carbohidratos al día y no desarrollar condiciones metabólicas ni ganancia de peso; pero esa misma persona continúa esa dieta hasta los 35 años y es muy probable que aumente de peso y desarrolle condiciones metabólicas, como síndrome metabólico o diabetes tipo 2.

2. Doctor usted nos ha enseñado cómo contabilizar los carbohidratos netos en los alimentos que tienen etiqueta. ¿Pero cómo lo hacemos cuando no la tienen?

Claro que sí, con mucho gusto. Para empezar, recuerda que la carne animal y los huevos se contabilizan como cero gramos de carbohidratos netos. A continuación, te voy a brindar unas tablas con la cantidad de carbohidratos de los alimentos más comunes para que te sirva como guía.

HARINAS, ARROZ, PASTAS, VIANDAS

ALIMENTO	PORCIÓN	CARBOHIDRA-TOS TOTALES (g)	FIBRA (g)	CARBOHIDRA-TOS NETOS (g)
Arroz Blanco (cocido)	1 taza	50	1	49
Arroz Integral (grano largo)	1 taza	49	3	46
Avena (con leche)	1 taza	39	4	35
Bagel Multigrano	1 pequeño	34	3	31
Batata Mameya	1 med	27	4	23
Biscuit	1	25	1	24
Hojuela de Maíz sin azúcar	1 taza	21	1	20
Cereal con Azúcar	¾ taza	29	1	28
Cereal de Arroz	1 taza	47	0	47
Chips de Tortillas	1 (28 g)	19	2	17
Croissant	1 med	26	1	25
Farina	1 taza	44	1.2	42.8
Galletas de Avena	1 peq	14	1	13
Galletas de Soda	4	12	0	12
Galletas Saladas	1	2	0	2

HARINAS, ARROZ, PASTAS, VIANDAS

ALIMENTO	PORCIÓN	CARBOHIDRA-TOS TOTALES (g)	FIBRA (g)	CARBOHIDRA-TOS NETOS (g)
Lasagna con Carne	1 pedazo (2 ½" x 4")	33	3	30
Ñame	1 taza	38	5	33
Paella	1 taza	38	1	37
Pan Blanco	1 rebanada	14	1	13
Pan Francés	1 rebanada (64g)	33	1	32
Pan Integral	1 rebanada	14	1	13
Pan Pita	1 med	32	1	31
Papa	1 peq	27	2	25
Flatbread	1 (¼ de uno de 10" diam)	22	2	20
"Pancakes"	1 med	18	1	16
Pasta	1 taza	43	3	40
Pana	1 taza	76	14	62
Plátano Maduro	½	43	2	41
Plátano Verde	½	49	3	46
Quinoa	¼ taza	10	1	9
Rissotto	1 taza	54	2	52
Tortilla de Trigo	1 med	22	2	20
Tortilla de Trigo Integral	1 med	21	4	17
Yautía	1 taza	32	2	30

FRUTAS

ALIMENTO	PORCIÓN	CARBOHIDRA- TOS TOTALES (g)	FIBRA(g)	CARBOHI- DRATOS NETOS (g)
Acerolas	1 taza	8	1	7
Aguacate	½	9	7	2
Albaricoque	1	4	1	3
Arándanos Rojos	½ taza	6	2	4
Moras	½ taza	7	4	3
Arándanos Azules	½ taza	11	2	9
Cerezas	½ taza	11	1	10
Fresas	3 medianas	3	0.48	2
China Mandarina	1 pequeña	10	1	9
Ciruela	1	8	1	7
Guayaba	1	8	3	5
Guineo	1 pequeño	23	3	20
Kiwi	1	10	2	8
Lima	1	7	2	5
Limón	1	5	2	3
Mangó	1	31	3	28
Manzana	1 pequeña	21	4	17
Melocotón	1 pequeño	12	2	10
Melón Cantaloupe	1 taza	13	1	12
Melón de Agua	1 taza	12	1	11
Melón Honeydew	1 taza	16	1	14
Papaya	1 taza	16	2	14
Pera	1 pequeña	23	5	18
Piña	½ taza	11	1	10
Toronja	1 pequeña	16	2	14
Toronja Rosada	½	13	2	11
Uvas	½ taza	14	1	13

VEGETALES

ALIMENTO	PORCIÓN	CARBOHIDRA-TOS TOTALES (g)	FIBRA(g)	CARBOHI-DRATOS NETOS (g)
Aceitunas Negras	10 pequeña	2	1	1
Aceitunas Verdes	10 pequeña	1	1	0
Ajo	1 diente	1	0	1
Alcachofas	1 mediana	14	7	7
Berenjena	1 taza	5	2	3
Brócoli	1 taza	6	2	4
Calabaza	1 taza	7	1	6
Cebolla	½ taza	5	1	4
Apio	1 taza	3	2	1
Chayote	1	9	3	6
Coles de Bruselas	½ taza	4	2	2
Coliflor	1 taza	5	2	3
Espárragos	1 taza	5	3	2
Espinacas	1 taza	1	0.5	0.5
Habichuelas Tiernas	½ taza	3	1	2
Lechuga Americana	1 taza	1	0.4	0.6
Lechuga Romana	1 taza	1	1	0
Maíz	½ taza	14	1	13
Pimientos Verdes	1 taza	4	2	2
Pimientos Rojos	1 taza	6	2	4
Remolacha	1 taza	13	4	9
Repollo Verde	1 taza	5	2	3
Repollo Lila	1 taza	7	2	5
Setas	1 taza	2	1	1
Tomate	1	4	1	3
Zanahorias	½ taza	6	2	4
Calabacín	1 taza	4	1	3

GRANOS Y LEGUMBRES

ALIMENTO	PORCIÓN	CARBOHIDRA- TOS TOTALES (g)	FIBRA(g)	CARBOHIDRA- TOS NETOS (g)
Gandules	½ taza	15	3	12
Garbanzos	1 taza	25	7	18
Habichuelas Blancas	½ taza	28	7	21
Habichuelas Negras	½ taza	10	4	6
Habichuelas Rojas	½ taza	20	7	13
Habichuelas Rosadas	½ taza	24	4	20
Hummus	1 cucharada	3	1	2
Lentejas	¼ taza	8	3	5
Tofú	½ taza	2	0.3	1.7

LÁCTEOS

ALIMENTO	PORCIÓN	CARBOHIDRA- TOS TOTALES (g)	FIBRA(g)	CARBOHIDRA- TOS NETOS (g)
Queso Azul	1 oz	1	0	1
Queso Crema	1 cucha- rada	1	0	1
Crema Agría	2 cuchara- das	1	0	1
Crema Espesa	1 cucha- rada	0	0	0
Leche Baja en Grasa 1%	½ taza	6	0	6
Leche de Cabra	½ taza	5	0	5

LÁCTEOS

ALIMENTO	PORCIÓN	CARBOHIDRA-TOS TOTALES (g)	FIBRA(g)	CARBOHIDRA-TOS NETOS (g)
Leche en Polvo	1 cucharada	5	0	5
Leche Entera	½ taza	6	0	6
Mantequilla	1 cucharada	0	0	0
Queso Americano	1 rebanada	2	0	2
Queso Cheddar	1 rebanada	0.6	0	0.6
Queso Colby	1 rebanada	0.5	0	0.5
Queso Cottage	¼ taza	3	0	3
Queso Feta	¼ taza	1.5	0	1.5
Queso Gouda	½ taza	1	0	1
Queso Mozzarella	1 rebanada	1	0	1
Queso Muenster	1 rebanada	0.2	0	0.2
Queso Parmesano	1 oz	1	0	1
Queso Provolone	1 rebanada	0.4	0	0.4
Queso Ricotta	½ taza	5	0	5
Queso Suizo	1 rebanada	0.3	0	0.3

NUECES

ALIMENTO	PORCIÓN	CARBOHIDRA-TOS TOTALES (g)	FIBRA(g)	CARBOHIDRA-TOS NETOS (g)
Almendras	½ taza	15	8	7
Avellanas	½ taza	11	7	4
Anacardos	1 oz	9	1	8
Maníes	½ taza	16	6	10
Mante-quilla de Almendras	1 cucha-rada	3	2	1
Mantequi-lla de Maní	1 cucha-rada	4	1	3
Pistachos	½ taza	18	6	12
Semillas de Calabaza	½ taza	11	5	6
Semillas de Girasol	¼ taza	9	4	5

CONDIMENTOS

ALIMENTO	PORCIÓN	CARBOHIDRA-TOS TOTALES (g)	FIBRA(g)	CARBOHIDRA-TOS NETOS (g)
Aceite de Aguacate	1 cucharada	0	0	0
Aceite de Coco	1 cucharada	0	0	0
Aceite de Oliva	1 cucharada	0	0	0
Azúcar	1 cucharada	13	0	13
Azúcar Morena	1 cucharada	5	0	5
Crema Batida	1 taza	10	0	10
Mayonesa	1 cucharada	0	0	0
Miel	1 cucharada	17	0	17
Mostaza	1 cucharadita	0	0	0
Salsa Alfredo	1 taza	3	0	3
Salsa Barbacoa	¼ taza	26	1	25
Salsa de Tomate (Ketchup)	1 cucharada	5	0	5
Vinagre Balsámico	1 cucharada	3	0	3

BEBIDAS

ALIMENTO	PORCIÓN	CARBOHIDRA-TOS TOTALES (g)	FIBRA(g)	CARBOHIDRA-TOS NETOS (g)
Agua	8 oz	0	0	0
Agua de Coco	1 taza	10	0	10
Agua Mineral	8 oz	0	0	0
Agua Tónica	8 oz	21	0	21
Café con Leche	1 taza	6	0	6
Leche de Almendras sin azúcar	1 taza	1	0	1
Leche de Arroz	1 taza	22	1	21
Leche de Coco	1 taza	7	0	7
Leche de Soya	1 taza	12	0	12

3. ¿Se podrían experimentar síntomas adversos al disminuir los carbohidratos en la dieta?

Es normal que en los primeros días o semanas de comenzar una dieta baja en carbohidratos tengas síntomas como mareos, debilidad, dolor de cabeza y dolor en el cuerpo. Estos síntomas se deben a dos causas principales. La primera y más importante es que durante las primeras semanas, nuestros riñones excretan más sodio (sal) y agua. Por esta razón, es muy importante complementar la dieta con sal e hidratarse adecuadamente. Complementar con 3-5 gramos de sodio en las primeras semanas es lo adecuado. Por ejemplo, una cucharadita de sal de mesa tiene 2.4 gramos de sodio aproximadamente, por lo tanto, complementa tu dieta con una o dos cucharaditas de sal al día que contienen los 3 a 5 gramos de sodio que necesitas. Otra forma de suplementar el sodio sería usar uno o dos cubitos de caldo de carne, pollo o jamón, que contienen aproximadamente 2 gramos de sodio cada uno, como también con caldo de hueso. En resumen, la sal y el agua pueden resolver la mayoría de los síntomas asociados con haber bajado los carbohidratos en las primeras semanas.

Es importante saber que a tu cuerpo le toma de dos a cuatro semanas adaptarse a vivir con menos carbohidratos y utilizar eficientemente la grasa como fuente de energía. Precisamente esta es la segunda causa de los síntomas en las primeras semanas. Una vez transcurrido ese periodo, es seguro que te sentirás con mayor energía y mucho más ánimo; desaparecerá también el sube y baja de energía que sentías cuando dependías de los carbohidratos como única fuente de energía.

Otro síntoma que podrías sentir en esos primeros días son algunos calambres, situación que podrás resolver complementando la dieta con sal, como te explicáramos antes, e hidratándote bien. Las personas que realizan mucha actividad física sudan más, por lo tanto necesitarán suplementar la dieta con un poco más de los 3 a 5 gramos de sodio que recomendamos. Si a pesar de complementar con sal, los calambres no desaparecen, puedes suplementar además con magnesio que puede ser de ayuda con este problema.

Otro síntoma que puede aparecer, aparte de los que ya explicamos, es el estreñimiento. Quiero aclarar que es normal evacuar menos cantidad cuando se sigue una dieta baja en carbohidratos. Pero si tienes síntomas de estreñimiento como malestar y distensión abdominal, una vez más la solución a este problema es suplementar la dieta con sodio e hidratarse bien. Hacerlo también con magnesio puede ayudar, lo mismo que aumentar la ingestión de vegetales verdes.

4. Doctor: ¿Qué alimentos debo evitar en una dieta baja en carbohidratos?

Ciertamente hay grupos de alimentos que debemos evitar en una dieta baja en carbohidratos. Esos son:

- *Los granos.*
  Los granos como el maíz, el trigo y el arroz tienen un contenido muy alto de carbohidratos, lo que eleva los niveles de insulina y promueve el almacenamiento de grasa en el área abdominal. Por esta razón, se deben evitar los cereales, panqueques, bizcochos (o pasteles), arroz, lo mismo que el pan, las galletas, tortillas, pizzas, donas y pastas. Lamentablemente, en las guías nutricionales convencionales los alimentos hechos de granos

comprenden gran parte de la dieta. Sin embargo, no tienen lugar en una dieta baja en carbohidratos.

- *Las viandas*

    Las viandas tienen un alto contenido de almidón (un carbohidrato complejo) que básicamente es una cadena de glucosa. Son muy altos en carbohidratos y ya sabemos la historia. Algunos ejemplos son: ñame, papa, yautía, yuca y batata. El consumo de viandas debe evitarse en una dieta baja en carbohidratos.

- *Las frutas altas en carbohidratos*

    Aun cuando puedan parecerte ricas y tentadoras, no puedes incluirlas en una dieta baja en carbohidratos. Algunos ejemplos de estas frutas son: guineos, plátano, uvas, piñas, mangos, panas, peras, pasas e higos. Estas frutas son altas en carbohidratos y podrías sobrepasar el límite de carbohidratos netos que te propusiste para el día.

- *Las legumbres*

    Las legumbres no son tan altas en carbohidratos como los granos, pero, aun así, también debemos evitarlas o limitarlas. Algunos ejemplos de este grupo son: habichuelas, lentejas y gandules.

- *Las bebidas dulces*

    Una de las mayores fuentes de calorías vacías en la dieta son las bebidas dulces. Los refrescos, jugos, bebidas deportivas y maltas tienen un índice de saciedad bajo y un contenido de carbohidratos alto. Definitivamente no tienen lugar en una dieta baja en carbohidratos. Las bebidas dulces son un problema gigante en niños donde se asocia con obesidad y problemas metabólicos como síndrome metabólico y diabetes. Por esa razón es que mi primera intervención con ellos es eliminar de su dieta diaria todas las bebidas dulces.

    La industria de jugos promociona estos como líquidos saludables y fuentes de Vitamina C. Nada más lejos de la realidad. La vitamina C la podemos obtener de los vegetales y de las frutas bajas en carbohidratos sin la necesidad de ingerir el alto contenido de azúcar que contienen los jugos. Lo voy a dejar claro: ¡los jugos no son saludables!

    Las bebidas deportivas también representan un problema de salud. Muchas veces veo personas obesas o con problemas metabólicos que hacen un poco de ejercicio para mejorar su salud y luego del ejercicio se toman una bebida deportiva, que contiene aproximadamente 25 a 35 gramos de carbohidratos en 20 onzas de líquido, que le elevarán la insulina de inmediato y básicamente cancelan el efecto del ejercicio en la composición corporal. Un poco de agua y sal habrían hecho el trabajo sin la necesidad de elevar la insulina con los carbohidratos de la bebida deportiva.

- *La leche y los lácteos bajos en grasa o libres de grasa*

   La leche tiene aproximadamente 12 gramos de carbohidratos por taza y se debe limitar su consumo. Los lácteos bajos en grasa y libres de grasa generalmente contienen mayor cantidad de carbohidratos y se deben evitar. Algunos ejemplos son: leche baja en grasa o libre de grasa, yogur bajo en grasa y queso bajo en grasa o libre de grasa.

- *Los alimentos altos en azúcar*

   Los azúcares generalmente están presentes en un gran número de alimentos procesados. Alimentos que contengan un alto contenido de sacarosa o de jarabe de maíz de alta fructosa (*high fructose corn syrup*) deben evitarse.

En resumen, estos siete grupos de alimentos deben evitarse en una dieta baja en carbohidratos. Si en alguna ocasión los incluyes en la dieta, hazlo dentro del total de carbohidratos que tienes como meta para el día. Por ejemplo, si estás en Fase 2 y te comes una taza de arroz blanco (50 gramos de carbohidratos netos), te quedan solo 10 gramos netos de carbohidratos como máximo para el resto del día.

5. ¿Qué alimentos puedo ingerir en una dieta baja en carbohidratos?

Esta es una pregunta que escucho frecuentemente en mi oficina. Cuando les contesto cuáles alimentos deben evitar, sorprendidos, me dicen: "Doctor, usted me ha dicho que deje todo lo que yo acostumbro a consumir todos los días; entonces, ¿qué puedo comer?" Miren lo que les recomiendo que coman cuando siguen una dieta baja en carbohidratos:

- *La carne animal*

Los animales que comemos en la dieta proveen proteínas que son esenciales para la buena salud. Las proteínas tienen un rol principal en la estructura de nuestro cuerpo; son las que principalmente forman los huesos, músculos, tendones, órganos, uñas y pelo. También, las proteínas que consumimos brindan los aminoácidos necesarios para que nuestro cuerpo forme proteínas que llevan a cabo funciones bioquímicas, como por ejemplo las enzimas, que llevan a cabo importantes reacciones químicas en nuestro cuerpo. En fin, la carne animal provee proteína de la más alta calidad para mantener la estructura y funcionamiento de nuestro cuerpo.

La carne animal provee también grasas que son de vital importancia como fuente de energía y nos ayudan a mantener una buena salud. Por años, las principales agencias de salud han vinculado la grasa saturada de las carnes como posible causa de enfermedades del corazón. Múltiples estudios científicos han tratado de comprobar esta teoría, pero no han encontrado asociación entre una cosa y la otra. (27)   Existe un importante estudio, el *Woman's Heath Initiative*, uno de los estudios más costosos en la historia, que llegó a la conclusión de que no hay vínculo entre el consumo de la grasa saturada y la enfermedad cardiovascular. Las grasas saturadas no son nuestro enemigo. Al contrario, las grasas saturadas de los productos animales son importantes para la buena salud de las membranas celulares y de las neuronas. Aumentan el HDL (el colesterol "bueno"), lo que disminuye el riesgo de padecer enfermedad cardiovascular. Estas grasas, además, protegen nuestro hígado de toxinas y drogas. Como si fuera poco, aumentan la saciedad; por lo tanto, disminuyen el apetito. Aumentan también la absorción de calcio del intestino, lo que mejora la salud de los huesos.

Para efectos de la contabilización de carbohidratos, las carnes, técnicamente, se pueden contar como cero gramos. Los músculos de los animales contienen glicógeno, que es la forma en que se almacena la glucosa en los músculos, pero esa cantidad es tan pequeña que podemos afirmar que se puede obviar en nuestro conteo de carbohidratos netos.

En fin, la carne como la de las aves, de los rumiantes, la de los pescados y los crustáceos son un componente importante de una dieta baja en carbohidratos.

Disfruta de tus carnes de la forma que prefieras. Puedes cocinarlas al horno, a la plancha, a la parrilla, guisadas o al vapor. Debes evitar los empanados con harina de trigo ya que esto añade carbohidratos. Te sugiero que evites freírlas en aceite de maíz ya que esto podría aumentar la inflamación en tu cuerpo. Así que, afila tu cuchillo y cómete a gusto la carne de tu predilección.

- *Los vegetales*

  Los vegetales son bajos en carbohidratos y altos en vitaminas, minerales y fibra. Es el alimento perfecto para acompañar las carnes. Frescos o congelados son de excelente calidad, aunque debemos evitar los enlatados mientras sea posible debido a la presencia de preservativos. Algunos ejemplos de vegetales que puedes incluir en la dieta son espinaca, brócoli, coliflor, repollo, cebolla, coles de Bruselas, lechuga, zanahorias, espárragos, setas y calabacín. Las carnes y los vegetales deben comprender la mayoría de lo que consumimos en una dieta baja en carbohidratos.

- *Las frutas bajas en carbohidratos*

  Recomendamos las frutas bajas en carbohidratos, como pueden ser los siguientes: aguacate, pepinillo, pimiento, melón, tomate, coco, aceitunas, moras, arándanos (*blueberries*), fresas (*strawberries*) y frambuesas (*raspberries*).

- *Las semillas como nueces y almendras*

  Este tipo de semillas son bajas en carbohidratos y ricas en ácidos grasos que han probado tener propiedades antiinflamatorias y proteger nuestro corazón. Este grupo de alimentos debe consumirse con moderación. Algunos ejemplos de ellos son: almendras, nueces de macadamias y avellanas.

- *Los lácteos bajos en carbohidratos y altos en grasas*

  Los lácteos bajos en carbohidratos son una excelente fuente de grasas saludables, proteínas y calcio. Algunos ejemplos son: mantequilla, crema espesa, quesos, yogur griego con grasa y mayonesa. Evita totalmente los lácteos que dicen en su etiqueta que son bajos en grasa o libres de grasa. Créeme que, si dice que son bajos en grasa o libres de grasa, generalmente van a tener más carbohidratos, que es lo que queremos controlar.

  Los lácteos son un grupo de alimentos que son opcionales para aquellos que los toleran bien. Hay personas que tienen una condición que se conoce como intolerancia a la lactosa, que es el azúcar de la leche. Esta condición se caracteriza por dolor abdominal, distensión abdominal y flatulencia o diarrea luego de ingerir lactosa. Aproximadamente del 50-60% de la población puede ser intolerante a la lactosa en menor o mayor escala. Ahora bien, hay personas que tienen intolerancia y aun así, toleran los lácteos bajos en carbohidratos como los quesos y la mantequilla porque contienen muy poca o ninguna lactosa, que es el carbohidrato o el azúcar de la leche. Por esta razón, los lácteos son un grupo de alimentos que resulta opcional. Si no los toleras, evítalos.

- *Los huevos*
  Los huevos son un súper alimento. Están cargado de nutrientes como proteínas de alta calidad, grasas saludables, vitaminas del complejo B, selenio, colina (*Choline*) y vitamina E, entre otros. Para efectos de tu contabilización de carbohidratos es cero gramos de carbohidratos.

En resumen, el mayor determinante de nuestra salud es lo que comemos. Nuestra dieta debe basarse en el consumo de carne animal, vegetales, huevos, semillas como nueces y almendras y una cantidad moderada de frutas bajas en carbohidratos. Los lácteos bajos en carbohidratos son un grupo opcional para aquellos que los toleran bien.

6. ¿Puedo ingerir lácteos en una dieta baja en carbohidratos?

Hay algunos lácteos que son bajos en carbohidratos y altos en grasa, como los quesos, la mantequilla, la crema espesa y el yogur griego con grasa, que pueden formar parte de una dieta baja en carbohidratos. Sin embargo, hay otros lácteos que son muy altos en carbohidratos, como la leche, los mantecados y el yogurt bajo en grasa o libre de grasa, que se deben evitar. Ten cuidado con los lácteos etiquetados como bajos en grasa o libres de grasa porque generalmente son más altos en el contenido de carbohidratos.

NOTA: SI ERES INTOLERANTE A LA LACTOSA ...

Lactosa es el carbohidrato de la leche. Es un disacárido (compuesto por dos azúcares simples) compuesto de glucosa y galactosa. Cuando una persona tiene intolerancia a la lactosa, presenta inhabilidad para digerirla. Se caracteriza por dolor abdominal, distensión abdominal, flatulencia o diarrea. Se estima que más de un 50% de la población puede ser intolerante a la lactosa en menor o mayor escala. Por esta razón, los lácteos son un grupo de alimentos que resultan opcionales. Si no los toleras, evítalos. Ahora bien, es importante aclarar que en los lácteos que se consumen en una dieta baja en carbohidratos como quesos, mantequilla y crema espesa, el contenido de lactosa es mínimo, ya que mayormente están compuestos de la grasa y proteínas de leche. Por esta razón, algunos pacientes con intolerancia a la lactosa pueden tolerar estos lácteos en una dieta baja en carbohidratos. Si hasta a estos lácteos presentas intolerancia, es probable que también presentes intolerancia a las proteínas de la leche. Si ése es el caso, evita este grupo de alimentos.

7. Doctor tengo una duda, siempre me han enseñado que las frutas son buenas para bajar de peso, sin embargo, ahora usted dice lo contrario. ¿Podría explicarlo?

Las frutas son alimentos altos en vitaminas y minerales, y muchas de ellas en fibra, por lo cual podrían ser beneficiosas para tu salud. Sin embargo, si padeces de obesidad, diabetes, síndrome metabólico o resistencia a la insulina, entonces para ti la mayoría de las frutas contienen demasiados carbohidratos. Por esta razón, las frutas como el guineo, plátano, las uvas, el mango, la piña, las manzanas y las peras debes evitarlas si has decidido hacer una dieta baja en carbohidratos. En el contexto de los latinos las dos frutas más problemáticas son guineo y plátano. Por ejemplo, en mi país, Puerto Rico, tendemos a usar mucho plátano y guineo en nuestra cocina típica en platos como mofongo, tostones, amarillitos, pasteles y arañitas. Son delicias de nuestra cocina típica, pero contienen muchos carbohidratos, por lo tanto, son una mala idea para alguien con obesidad, resistencia a insulina o diabetes.

Hay algunas frutas que son bajas en carbohidratos y que pueden formar parte de una dieta baja en carbohidratos. Frutas como frambuesas, moras, fresas, arándanos, ciruelas, aguacates, melones, chayotes, tomates, pimientos y aceitunas son bienvenidos en este estilo de alimentación.

8. ¿Podría darnos una lista de compra para comenzar la dieta baja en carbohidratos?

Lista de compra:
- Carne animal y huevos: Pollo, pavo, res, búfalo, cerdo, cordero, pato, pescado, camarones, cangrejos, langosta y huevos.
- Vegetales: Espinaca, lechuga, coles de Bruselas, repollo, espárragos, calabacín, setas, coliflor, brócoli, apio y cebolla.
- Frutas: arándanos, moras, fresas, limón, tomate, aguacate, aceitunas, coco (la parte blanca del coco), pimiento, pepinillo, calabaza.
- Nueces y semillas: avellanas, nueces pecanas, almendras, nueces de macadamia, nueces de Brasil, semillas de sésamo.
- Lácteos: quesos, yogur griego con grasa, mantequilla, crema espesa, mayonesa y crema agria (sour cream).
- Endulzadores (usados con moderación): Stevia, Eritritol y Monkfruit
- Aceites: Aceite de oliva, aceite de aguacate y aceite de coco.
- Bebidas: Agua, café, té (sin azúcar), caldo de hueso y agua carbonatada.

Esta lista es solo un ejemplo de que cosas puedes incluir en tu compra cuando visites el supermercado. Recuerda siempre que la mayoría de los alimentos que necesitas (carnes, vegetales y frutas bajas en carbohidratos) los encuentras en la periferia del supermercado. Si eres de las personas que les cuesta mucho trabajo perder grasa en el área abdominal y perder peso, limita el consumo de nueces y lácteos.

9. ¿Cómo deben ser los porcientos de macronutrientes en una dieta baja en carbohidratos?

A manera de repaso, dentro de nuestra alimentación hay 3 macronutrientes principales: grasas, proteínas y carbohidratos. El porciento de los macronutrientes aproximados en una alimentación baja en carbohidratos será:

- Carbohidratos - menos del 10% del total de calorías
- Proteínas - 20 a 30% del total de calorías
- Grasas - 60 a 70% del total de calorías

Ahora bien, para la mayoría de la gente no es necesario contabilizar los porcentajes de macronutrientes. Si simplemente contabilizamos los carbohidratos, y si comemos entre las opciones de los alimentos permitidos (carnes, vegetales, huevos, frutas bajas en carbohidratos), generalmente los porcentajes de macronutrientes caen en su lugar sin tener que contabilizarlos. Comer saludable no es complicado; es sencillo.

10. Basado en su experiencia: ¿Podría darnos algunos consejos para lograr con éxito con una dieta baja en carbohidratos?

Claro que sí, con mucho gusto. Les voy a compartir algunos consejos que les brindo a los pacientes en mi consultorio.

- *Aprende cómo contabilizar los carbohidratos netos*
  Este es un aspecto de vital importancia. Al comenzar una dieta baja en carbohidratos, nos ponemos un tope de carbohidratos netos que queremos consumir por día. Por lo tanto, saber contabilizarlos es muy importante. (Ver pregunta 1)

- *Remueve la tentación de tu casa*
  Debes remover de tu alacena aquellos alimentos que no cumplen con el propósito de este tipo de alimentación. Para tener éxito con la dieta, elimina:
  - Alimentos hechos a base de trigo como pan, cereales, pastas y galletas.
  - Bebidas dulces como jugos, refrescos y bebidas deportivas.
  - Frutas altas en carbohidratos como guineo y plátano.
  - Alimentos altos en azúcares simples.
  - Viandas como papa, ñame, yautía y yuca.

- *Suplementa tu dieta con sal*
  Una persona en una dieta baja en carbohidratos debe consumir al menos de 3 a 5 gramos de sodio al día. Puedes añadir sal a las comidas o usar caldo de hueso sazonado con sal.

- Prepara recetas de tus alimentos preferidos usando ingredientes adecuados para una alimentación baja en carbohidratos.

- Nunca consumas alimentos con etiquetas que lean bajo en grasa (*low fat*) o libre de grasa (*fat free*). Generalmente estos alimentos a los que le reducen la grasa tienen un contenido más alto de carbohidratos.
- Está muy atento a las etiquetas de los aderezos; muchos de ellos pueden tener un contenido muy alto en carbohidratos. También está atento a la porción que dice la etiqueta. Si el aderezo dice que tiene 5 gramos de carbohidratos totales y 1 gramo de fibra, entonces tiene 4 gramos de carbohidratos netos. Pero si al mirar la etiqueta te das cuenta de que la porción (*serving size*) es una cucharada y le echaste 4 cucharadas, entonces consumiste 16 gramos netos de carbohidratos, lo que podría sacarte de tu meta para el día.
- Hidrátate bien; tomar agua es siempre importante.

11. ¿Se puede consumir alcohol mientras estás en una dieta baja en carbohidratos?

La realidad es que el alcohol puede sabotear el esfuerzo de perder peso. Esto es así porque el alcohol es una fuente de energía que contiene 7 calorías por gramo; el cuerpo no tiene forma de almacenar esta energía, por lo tanto, en lo que el cuerpo metaboliza el alcohol, se detiene la metabolización de la grasa. En otras palabras, en lo que quemamos alcohol, transitoriamente dejamos de quemar grasa que es lo que pretendemos hacer.

Ahora bien, hay personas que toleran consumir bebidas alcohólicas bajas en carbohidratos, como lo es el vino tinto, y continúan perdiendo peso sin ningún problema. Esto es porque en 4 onzas de este vino hay aproximadamente solo 3 gramos de carbohidratos netos, que no es una cantidad significativa si es que se toma solo una copa.

Dos puntos importantes que quisiera añadir sobre este tema: el primero es que el consumo de alcohol despierta en muchas personas el deseo de consumir alimentos altos en carbohidratos; el segundo, que el alcohol puede alterar el proceso normal del sueño, lo que disminuye su calidad. No debemos olvidar que dormir bien es vital para mantener una buena salud y para lograr perder peso.

12. Doctor, he visto que usted es bastante enfático al recomendar que eliminemos los granos y las harinas en la dieta. ¿Podría abundar sobre esto?

Claro. Los granos y los productos hechos a base de granos como los cereales, los postres, el arroz y el pan se convierten en glucosa (azúcar) rápidamente luego de ingerirlos. Esto trae como consecuencia que tu páncreas secrete insulina en exceso y, como hemos aprendido en este libro, la insulina es una hormona de almacenamiento que promueve que almacenes grasa que se acumula mayormente en el área abdominal.

Hay algunos datos científicos que hablan del potencial adictivo de los productos hechos de granos, en especial los de trigo. Este es un fenómeno que veo regularmente en mi práctica. Algunas personas presentan síntomas de adicción al trigo y sienten antojos en las primeras 2 a 4 semanas luego de abandonar estos alimentos. Inclusive, algunos presentan síntomas de retirada iguales a los que se presentarían al dejar una droga adictiva, como dolores de cabeza, ansiedad y malestar general.

Otro aspecto importante es que los granos contienen unas proteínas llamadas lectinas, que pueden dañar la unión entre las múltiples células que cubren nuestro intestino delgado en su parte interior. Esta capa de células es muy importante porque se encarga de la absorción correcta de nutrientes como aminoácidos, glucosa, ácidos grasos, vitaminas y minerales. Al mismo tiempo, esta capa de células evita que partículas, que podrían ser dañinas a nuestro cuerpo, entren al torrente sanguíneo. Básicamente funcionan como policías en la entrada de un palacio. Los "policías" dejan entrar las sustancias adecuadas (nutrientes), pero al mismo tiempo evitan que entren sustancias dañinas como bacterias, virus, parásitos y algunos tipos de proteínas sin digerir. Cuando la unión entre estas células se daña a causa de las lectinas, entonces algunas proteínas y microorganismos que se supone que se queden en el lumen del intestino, ganan acceso a nuestro cuerpo. Esto no solo puede provocar inflamación, pero también puede activar nuestro sistema inmune. De hecho, potencialmente hasta podrían dar origen a condiciones autoinmunes como artritis reumatoidea entre otros males. (12)

Como si fuera poco, los granos contienen acido fítico (que igualmente se encuentran en legumbres y nueces). Este compuesto se enlaza a minerales como hierro, zinc, calcio, magnesio y cobre, disminuyendo su absorción y promoviendo deficiencias nutricionales de estos minerales. Estos minerales son de vital importancia para nuestra salud. Tomemos como ejemplo el calcio, que es crucial para mantener la salud de nuestros huesos, y su deficiencia podría promover osteoporosis (huesos frágiles). El hierro es importante para mantener un nivel de hemoglobina saludable. Recordemos que la hemoglobina es la proteína responsable de transportar el oxígeno en la sangre hasta todos los tejidos del cuerpo. De igual forma, el magnesio es de suma importancia para nuestra salud cardiovascular y el zinc es importante para la reproducción, ya que su deficiencia se asocia a infertilidad. El alto consumo de granos que promueve la dieta moderna, y por ende el alto consumo de ácido fítico, podría causar deficiencias nutricionales con serias consecuencias para nuestra salud. Quiero aclarar que el ser humano puede tolerar pequeñas cantidades de ácido fítico, por lo tanto, en una dieta baja en carbohidratos donde la cantidad de ácido fítico es pequeña (mayormente en forma de nueces) es aceptable. Sin embargo, la dieta moderna, en donde la mayoría de las calorías vienen de los granos, podría causar deficiencias nutricionales.

Si padeces de condiciones crónicas como obesidad, síndrome metabólico, diabetes tipo 2, hígado graso o si padeces de condiciones inflamatorias o autoinmunes, es una buena idea eliminar los granos en tu dieta. Inténtalo por 30 días, no pierdes nada con intentarlo y podría mejorar muchísimo tu salud.

13. ¿Podría dar algunos ejemplos de un día de comida?

Ejemplo 1

	CARBOHIDRATOS NETOS (g)

DESAYUNO

Omelet con Pechuga de Pollo, Queso y Vegetales
(preparado con 2 huevos grandes, 2 rebanadas de Jamón de Pechuga de Pollo y 1 rebanada de Queso Suizo, ¼ taza de Cebolla picada en pedazos pequeños, ¼ taza Pimiento Verde picado en pedazos pequeños, ¼ taza Espinaca picada en tiras) — **4 gramos**

Café con Crema Espesa
(1 taza de Café Negro y 1 onza de Crema Espesa)

ALMUERZO

Canoa de Zucchini con Estofado de Carne de Cerdo
(preparado con 5 onzas de Estofado de Carne de Cerdo, 1 Zucchini grande, ¼ taza Zetas, ¼ taza Blue Cheese, Cilantro y Orégano Seco) — **7 gramos**

CENA

2 Burritos de Salmón
(preparado con 5 onzas de Filete de Salmón a la Plancha, 2 hojas grandes de Lechuga, ¾ taza Queso Mozarrella rallado, ½ taza Pimientos de Colores picados en pedazos pequeños, ½ taza Cebolla picada en pedazos pequeños, ½ Tomate picado en pedazos pequeños, Cilantro a gusto) — **11 gramos**

MERIENDA

3 Fresas Medianas
½ taza Yogurt Griego Plain — **7 gramos**

29 gramos de carbohidratos netos en el día

Ejemplo 2

CARBOHIDRATOS
NETOS (g)

DESAYUNO

Sandwich de Jamón de Pavo y Queso
Suizo

(preparado con 1 rebanada de Jamón de
Pavo y 1 rebanada de Queso Suizo; pan de
90 segundos con Harina de Almendras: 4
cucharadas de Harina de Almendras, ¼ cucharadita de Polvo de Hornear, 1 cucharada
derretida de Mantequilla, 1 Huevo grande)

2 gramos

Café con Crema Espesa

(1 taza de Café Negro y 1 onza de Crema
Espesa)

ALMUERZO

5 onzas de Pechuga rellena de Queso Suizo
envuelta en Tocineta
1 taza Coliarroz con Cilantro
½ Aguacate

8 gramos

CENA

5 onzas de Biftec de Res Encebollado
2 tazas Brócoli, Zucchini y Pimiento Rojo
Salteados
¼ taza Blueberries

17 gramos

MERIENDA

3 strips Celery
½ Aguacate (Majado con Vinagre y pizca
de sal)

2 gramos

29 gramos de
carbohidratos netos en el
día

Ejemplo 3

CARBOHIDRATOS NETOS (g)

DESAYUNO
"Fluffy Pancakes"
(preparado con ½ taza de Harina de Almendras, 2 cucharadas de Harina de Coco, ½ cucharadita de Polvo de hornear, ½ cucharadita de Sal, 2 cucharadas de "Heavy Whipping Cream", ½ cucharadita de Extracto de Vainilla, 1 cucharada de Mantequilla derretida, 3 huevos)   **8 gramos**
Café con Crema Espesa
(1 taza de Café Negro y 1 onza de Crema Espesa)

ALMUERZO
¼ Pollo Guisado   **8 gramos**
1 taza Coliarroz con Cilantro

CENA
1 pedazo(3" x 4") de Lasagna de Berenjena con Carne Molida de Pavo   **12 gramos**

MERIENDA
3 Fresas Medianas   **2 gramos**

30 gramos de carbohidratos netos en el día

Ejemplo 4

CARBOHIDRATOS NETOS (g)

DESAYUNO

Crema de Almendras, Chia, "Flaxseed" y "Blueberries"

(preparado con 1 taza de Leche de Almendras "unsweet", ¼ taza Harina de Almendras, 1 cucharada de Semillas de Chia, ¼ taza "Flaxssed" molido, ¼ taza Blueberries, Stevia, Sal (opcional) y Canela a gusto)

11 gramos

Café con Crema Espesa

(1 taza de Café Negro y 1 onza de Crema Espesa)

ALMUERZO

Pimiento Morrón (grande) relleno de Carne Molida de Res, Crema Agria y Queso Rallado

12 gramos

CENA

"Zucchini Spaghettis" con Tomate, Mantequilla, Ajo y Camarones

6 gramos

MERIENDA

1 onza "Pecans" (19 mitades)

1 gramo

30 gramos de carbohidratos netos en el día

14. ¿Qué es cetosis nutricional?

La cetosis nutricional es una estrategia en la que disminuimos grandemente la cantidad de carbohidratos en la dieta. En esta estrategia nutricional, los carbohidratos representarán solamente del 5-10 % de las calorías consumidas.

Cuando disminuimos el consumo de carbohidratos, la insulina baja y comenzamos a usar la grasa como fuente de energía. Por el contrario, cuando la insulina aumenta, vamos a usar carbohidratos (glucosa) como fuente de energía. (25, 34)

Como parte de este proceso de usar grasas como fuente de energía, nuestro hígado produce unas moléculas conocidas como cuerpos cetónicos, que son un combustible o fuente de energía para muchas células de nuestro cuerpo, incluyendo las de nuestro cerebro.

Para la mayoría de las personas, estar en cetosis nutricional requiere que nuestros carbohidratos netos estén por debajo de 30 gramos de carbohidratos netos al día como lo discutimos en la Fase 1 (Pregunta 1). Personas que realizan actividad física podrían estar en cetosis aún cuando estén consumiendo niveles mas altos de carbohidratos.

15. ¿Es necesario estar en cetosis para poder bajar de peso?

La respuesta corta a esta pregunta es que NO. Muchas personas, con simplemente bajar los carbohidratos en la dieta podrían perder grasa abdominal y perder peso. Sin embargo, hay personas que tienen un nivel alto de resistencia a la insulina, obesidad, diabetes o síndrome de hipoventilación por obesidad entre otras condiciones, que se benefician de estar en el rango cetogénico de restricción de carbohidratos para lograr perder grasa abdominal.

16. ¿Cómo puedo saber si estoy en cetosis nutricional?

Hoy día es muy fácil saber si estás en cetosis nutricional ya que existen instrumentos que miden las cetonas. A manera de repaso, recuerda que hay tres tipos de cetonas principales: acetoacetato, betahidroxibutirato y acetona. Cada uno de estos se puede medir. Por ejemplo, el betahidroxibutirato se puede medir en sangre usando una gotita de sangre del dedo, un proceso idéntico a como los diabéticos se miden glucosa. El acetoacetato puede ser detectado en la orina usando una tirita que cambia de color si el acetoacetato está presente. La acetona se puede medir en el aliento.

Hoy día cualquier persona puede saber con exactitud si está en cetosis nutricional o no lo está. Realmente no es necesario saberlo, lo importante es que realices cambios nutricionales que te permitan mejorar tu salud. Hay algunos grupos de pacientes que sí se benefician de medir cetonas y confirmar de esa forma que están la mayoría del tiempo en cetosis nutricional. Por ejemplo, personas que padecen de condiciones neurológicas como epilepsia, Alzheimer y Parkinson se benefician de medir cetonas y tener la certeza de que están en cetosis. Otro grupo que también se beneficia de medirlas son los pacientes que estén usando una dieta cetogénica como adyuvante para el tratamiento de cáncer.

17. ¿Qué es el Ceto- Flu (*Keto-Flu*)?

El Ceto-Flu es un término comúnmente usado para describir los síntomas iniciales que la persona experimenta al bajar el consumo de carbohidratos. Estos pueden ser dolor de cabeza, debilidad, mareos, pérdida de energía, náuseas y dolores musculares. Su nombre se debe a que los síntomas que presenta el paciente son similares al del *flu* o virus de la influenza. Estos síntomas se presentan principalmente durante las primeras dos semanas de haber comenzado una dieta baja en carbohidratos; luego, generalmente, estos síntomas van desapareciendo.

Las causas de estos síntomas podrían deberse a varios factores:

- Al cuerpo le toma aproximadamente de 2 a 4 semanas hacerse eficiente en usar la grasa como principal fuente de energía. Recuerda que previo a este cambio nutricional llevabas años usando carbohidratos como principal fuente de energía y adaptarse a nuevo combustible toma aproximadamente 2 a 4 semanas. Durante este tiempo es normal sentir estos síntomas.

- Otra causa es la deshidratación. Recuerda que al bajar el consumo de carbohidratos disminuye la insulina y con ésta disminuye también otra hormona que se llama aldosterona, una hormona que se encarga de reabsorber sodio y agua en el riñón. Al disminuir la aldosterona va a aumentar la excreción de sodio (sal) y agua en la orina, causando una deshidratación inicial. Por esta razón, es tan importante suplementar con sal e hidratarse bien, especialmente en estas primeras dos semanas.

- La última es la adicción a los carbohidratos. Estudios científicos muestran que los azúcares y los carbohidratos pueden ser adictivos. (4) Por lo tanto, al disminuirlos abruptamente, es normal tener síntomas de retirada muy parecidos a los síntomas de retirada en adictos a drogas.

Este diagrama resume las causas del Ceto-Flu.

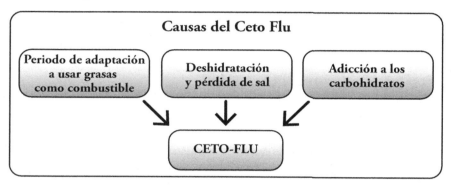

Les voy a dar algunas sugerencias para disminuir los síntomas del Ceto-Flu:

- Paciencia: Esta etapa va a pasar, así que la paciencia es tu mejor amigo en estos momentos.
- Hidrátate bien.
- Suplementa con sal: Una persona que esté en una dieta baja en carbohidratos (menos de 60 gramos netos al día) debe consumir un mínimo de 3 a 5 gramos de sodio al día (esto es entre una y dos cucharaditas de sal). Hay muchas formas de suplementar el sodio, tales como añadir sal a la comida, hacer caldo de hueso con sal o con un cubito de saborizante.
- Disminuye la cantidad e intensidad de ejercicio las primeras 2 semanas.
- Suplementa la dieta con alimentos ricos en potasio, como el aguacate y los vegetales verdes como la espinaca.
- Añade a tu dieta alimentos ricos en magnesio, como vegetales verdes y almendras. También podrías considerar un suplemento de magne-

sio, en especial si tus síntomas principales son dolores musculares y calambres. Si decides suplementar con magnesio, mi recomendación es consumirlo en forma de tabletas de liberación lenta (slow release). Se usan 3 tabletas diarias por los primeros 20 días, pero luego se reducirán a una diaria. Algunos ejemplos son: Slow Mag, Mag-64, Mag-Delay o sus equivalentes.

18. Doctor, ¿usted recomienda algún suplemento al comenzar una dieta baja en carbohidratos?

Esta es una pregunta común. Al comenzar una dieta baja en carbohidratos es bien importante suplementarla con electrolitos como el sodio (sal), en especial en las primeras dos semanas. La recomendación sería consumir mínimo de 3 a 5 gramos de sodio al día, lo que equivale a entre 1 y 2 cucharaditas de sal al día. Esta suplementación con sodio se puede llevar a cabo añadiendo sal a la comida, haciendo un caldo de hueso con sal o inclusive usando un cubito de saborizante.

También es importante añadir potasio a la dieta. Algunos alimentos que son fuentes de potasio son el aguacate, la espinaca, la col rizada, el brócoli, las coles de Bruselas, el tomate y las setas.

Otro electrolito al que es importante prestar atención en las primeras semanas es el magnesio. Algunos alimentos que son fuentes de magnesio son los vegetales verdes y las nueces. Si en los primeros días de disminuir la ingesta de carbohidratos presentas calambre, mucha debilidad y dolores musculares, presta mucha atención a estos tres electrolitos que acabo de mencionar: sodio (sal), potasio y magnesio. Si tienes estos síntomas, considera aumentar la sal un poco en tu dieta y trata de consumir alimentos que sean fuente de potasio y magnesio. Si no es suficiente, podrías consumir el potasio y el magnesio en suplementos. Ambos vienen en tabletas.

Quiero tomar un momento para discutir brevemente la suplementación con magnesio. La deficiencia de magnesio es relativamente común en especial en pacientes con resistencia a la insulina (Ver pregunta 63) y síndrome metabólico (Ver pregunta 54).

Esta deficiencia puede provocar calambres musculares, debilidad y problemas del ritmo cardiaco. También se ha asociado con el asma y la migraña. Por estas razones, es muy importante mantener niveles de magnesio adecuados. Si con alimentos ricos en magnesio no es suficiente, podrías considerar suplementación tomando tabletas. La recomendación sería tomar 3 tabletas de magnesio de liberación lenta por los primeros 20 días. Algunas personas, luego de estos 20 días se benefician de continuar con una tableta diaria. Algunas marcas que producen suplementos de magnesio de liberación lenta son Slow Mag, Mag 64 y Mag- Delay.

ADVERTENCIA: Si padeces de fallo renal severo, debes consultar a tu médico antes de suplementar la dieta con magnesio.

Una gotita del saber...

Hoy día es común el uso de unos medicamentos conocidos como inhibidores de la bomba de protones. El más común de ellos es el omeprazol. Estos medicamentos se usan para los síntomas del reflujo gastroesofágico y la acidez estomacal. Los recetan los médicos, pero se pueden conseguir sin receta. Usados por periodos cortos de tiempo no traen mayores consecuencias, pero su uso crónico se asocia con niveles bajos de magnesio. Un dato curioso es que la mayoría de las personas que padecen de acidez estomacal y de reflujo gastroesofágico ven mejoría o resolución total de sus síntomas al adoptar una dieta baja en carbohidratos.

19. ¿Puedo realizar actividad física mientras sigo una dieta baja en carbohidratos?

No solo se puede, sino que deberías hacer ejercicio, ya que es un componente importante para disfrutar de buena salud. Ahora bien, te recomiendo hacer ejercicios leves durante las primeras dos a cuatro semanas de haber comenzado una dieta baja en carbohidratos, porque en esas primeras semanas podrías experimentar debilidad en lo que tu cuerpo se ajusta y se hace eficiente en el uso de las grasas como fuente de energía. Luego de estas semanas puedes aumentar la cantidad e intensidad de tus ejercicios según lo toleres. Con el tiempo y la dedicación, el cielo será el límite.

20. ¿Qué es una dieta baja en carbohidratos o cetogénica?

Es una estrategia nutricional que disminuye la cantidad de carbohidratos en la dieta. Por lo tanto, los carbohidratos representaran un porciento bajo de las calorías consumidas en el día. Generalmente los carbohidratos van a comprender del 5-10% de las calorías que consumimos. Por ejemplo, en una persona que tenga una dieta de 2,000 calorías, tomando en cuenta lo previo y que 1g de carbohidratos tiene 4 calorías, se podrían consumir entre 25-50g de carbohidratos.

Al disminuir la cantidad de carbohidratos, se disminuye la cantidad de insulina que secreta nuestro páncreas, lo cual permite que comencemos a usar la grasa como fuente de energía, en especial la que tenemos acumulada en nuestro abdomen. (25) Como parte de este proceso, nuestro hígado comienza a producir unas moléculas conocidas como cuerpos cetónicos. De ahí proviene el nombre de dieta cetogénica. Los cuerpos cetónicos son una fuente de combustible (energía) para múltiples células de nuestro cuerpo, incluyendo las de nuestro cerebro. Incluso, son un combustible más eficiente y limpio para nuestro cerebro que la glucosa. En resumen, una dieta baja en carbohidratos nos permite finalizar nuestra dependencia de azucares y carbohidratos como única fuente de energía. Al contrario, nos deja usar grasas como fuente principal de energía, lo cual nos permite bajar de peso, revertir el síndrome metabólico y la diabetes, entre otros.

21. ¿Podría repasar el mecanismo por el cual las dietas bajas en carbohidratos ayudan a perder peso?

Las dietas bajas en carbohidratos son una estrategia excelente para perder peso. Repasemos los mecanismos por los cuales logran este propósito.

- *Bajan los niveles de insulina*

    Como se ha discutido en otras preguntas en este libro, la insulina es una hormona de almacenamiento. Si está alta, se acumula grasa en el área abdominal y tampoco permite que uses la grasa como fuente de energía. Esto ocurre cuando el consumo de carbohidratos es alto; cuando es bajo, entonces disminuyen los niveles de insulina, lo que te permite usar la grasa como fuente principal de energía. Si queremos perder peso, esto es justamente lo que debemos hacer.

- *Las dietas bajas en carbohidratos disminuyen el apetito.*

    Esto es muy cierto. En las dietas bajas en carbohidratos terminamos consumiendo menos calorías sin la necesidad de contabilizarlas.

- *Las dietas bajas en carbohidratos proveen proteína adecuada y de alta calidad.*

  Las dietas bajas en proteínas aumentan el apetito, mientras las bajas en carbohidratos que son adecuadas en proteína provocan saciedad. Además, las proteínas realizan muchas funciones fisiológicas dentro de las células de nuestro cuerpo. Cuando una dieta es deficiente en el consumo de proteínas, el individuo tiene la tendencia a seguir comiendo para tratar de obtener las proteínas que necesita. Una dieta baja en carbohidratos, que contiene la cantidad adecuada de proteínas, ayuda a disminuir el apetito al mismo tiempo que te ayuda a preservar la masa muscular mientras vas perdiendo peso. (76)

En resumen, las dietas bajas en carbohidratos son una estrategia dietética excelente para bajar de peso. La mayoría de los estudios científicos muestran la superioridad de esta estrategia nutricional para perder peso. Así que, si sufres de sobrepeso u obesidad, una estrategia nutricional como ésta podría ayudarte a mejorar tu salud. (60,71,72,77)

CAPÍTULO II
PREGUNTAS SOBRE LAS APLICACIONES MÉDICAS DE LAS DIETAS BAJAS EN CARBOHIDRATOS

OBESIDAD Y SOBREPESO

22. ¿Qué es obesidad?

Obesidad se define como un exceso de grasa en el cuerpo. Actualmente, estamos atravesando la epidemia de obesidad más grande la historia humana. Así como lo lees, en el pasado moríamos por falta de alimento; hoy, el exceso de comidas procesadas, cargadas de azucares y carbohidratos es la principal causa de la mayoría de las enfermedades crónicas que llevan a la muerte al 70% de la población. La obesidad se considera una enfermedad crónica que afecta a 108 millones de niños y a 604 millones de adultos en el mundo. La incidencia de obesidad en Estados Unidos es de 38% en hombres y de 41% en mujeres. Si uniéramos sobrepeso y obesidad estaríamos hablando de que dos terceras partes de la población está en riesgo. ¡Esto es alarmante!

Para diagnosticar si sufres de obesidad o de sobrepeso se utiliza una fórmula que se conoce como Índice de Masa Corporal (IMC). En esta fórmula, el peso en kilogramos se divide entre la estatura en metros al cuadrado (IMC= peso kg/ estatura m^2). De esta ecuación se obtiene un número que ayuda a tu médico a definir si estás en peso normal, en sobrepeso o si estás obeso.

IMC	CA
Menor de 18.5	Bajo peso
18.5-24.9	Peso normal
25-29.9	Sobrepeso
30-34.9	Obesidad grado I
35-39.9	Obesidad grado II
Más de 40	Obesidad grado III o severa

Según aumenta el IMC de sobrepeso en adelante, aumenta el riesgo de padecer muchas enfermedades y aumenta el riesgo de morir. En mi opinión, aunque el IMC es una medida que brinda una información importante, también tiene varias desventajas. Veamos:

- No es confiable en personas con mucha masa muscular como pueden ser los atletas. Al mismo tiempo, no es confiable en personas con baja masa muscular como ancianos o personas mal nutridas.
- El cálculo puede resultar complicado para algunas personas.
- El significado del valor varía por etnicidad. Por ejemplo, quizás para un caucásico (blanco europeo), un IMC de 25 es sobrepeso y el riesgo de enfermedades no es tanto, pero ese mismo IMC para un asiático representa un aumento grande en el riesgo de enfermedades, en especial, de enfermedad cardiovascular.
- El IMC tampoco describe el tipo de obesidad. Por ejemplo, hay personas cuyo aumento en grasa se concentra en el centro del cuerpo (se le conoce también como obesidad tipo manzana) y otras cuya acumulación de grasa se concentra en las caderas y muslos (se le conoce también como obesidad tipo pera). La obesidad tipo manzana significa mayor riesgo de enfermedad cardiovascular, de diabetes tipo 2 y de enfermedades metabólicas. En la obesidad tipo pera, el riesgo de padecer estas enfermedades es menor.

Por estas y otras razones yo en lo personal, no soy fanático del IMC. Creo que hay otras medidas mucho más útiles, más sencillas y que dan mucha más información, las cuales voy a describir a lo largo de este libro.

23. ¿Cuál debe ser mi meta al bajar de peso?

La meta inicial de una persona con sobrepeso u obesidad debe ser bajar del 5 al 10% del peso en los primeros 3 a 6 meses. Múltiples estudios científicos muestran que con rebajar este por ciento, la mayoría de las enfermedades metabólicas comunes, como la enfermedad cardíaca, el síndrome metabólico y la diabetes, entre otras, mejoran marcadamente y disminuye el riesgo de morir. Por lo tanto, la meta principal al bajar de peso es prevenir, revertir y disminuir las complicaciones de la obesidad y mejorar la calidad de vida. Bajar de peso y ganar salud nos permite disfrutar a plenitud la vida que Dios nos ha regalado.

Quizás, al bajar de peso, esa abuelita a la que le dolían las rodillas y casi no podía caminar, mejora y ahora puede ir al parque a jugar con sus nietos.

Quizás, esa jovencita que carecía de autoestima y se pasaba encerrada en su casa, al bajar algunas libras se siente mejor, recobra su autoestima y vuelve a disfrutar de la vida. Quizás aquel hombre obeso de 50 años que tenía su asma fuera de control y estaba confinando a su casa pegado a su nebulizador administrándose terapias respiratorias cada 4 horas, al bajar algunas libras, mejora de su asma, vuelve a salir de su casa y comienza a caminar. En fin, bajar de peso, mejora nuestra salud y nos permite tener mejor calidad de vida. Quizás tú mismo, que tienes este libro en tus manos, has visto disminuir tu calidad de vida por causa de la obesidad y te sientes frustrado. A ti te pido que tengas paciencia, ya verás que en estas páginas te enseñaré cómo bajar de peso para que recuperes tu salud.

24. ¿Cuál es el peso ideal?

Si buscas en Internet, encontrarás muchos sitios donde te presentan tablas basadas en el sexo y la estatura para determinar cuál sería tu peso ideal. Pero la realidad es que no existe un número fijo para determinarlo; tu peso ideal siempre será con el que te sientes a gusto contigo mismo, saludable y con buenas funciones motrices. Siempre recuerdo a Steven, un paciente de 50 años que comenzó a atenderse conmigo cuando pesaba 380 libras, midiendo solo 70 pulgadas. Tenía múltiples enfermedades, incluyendo diabetes tipo 2 y el síndrome metabólico; necesitaba la ayuda de un andador para caminar por el dolor en las rodillas. Incluso, el dolor era tan severo que le requería tomar fuertes medicamentos. Al cabo de 6 meses, Steven había rebajado 55 libras gracias a una dieta baja en carbohidratos. Logró dejar, por fin, todos sus medicamentos y comenzó a caminar sin la necesidad del andador. Luego de estos seis meses, comenzó a hacer un programa de ejercicios ajustado a sus condiciones y necesidades físicas. En los próximos 3 meses su pérdida de peso fue más lenta, solo bajó 5 libras, lo cual es totalmente normal. A pesar de su gran mejoría, esta detención en su pérdida de peso lo frustró, por lo que me preguntó: "Doctor, ¿cuál es mi peso ideal?" A lo cual yo le contesté: "Steven, has bajado 60 libras en 9 meses, ya no usas medicamentos, caminas sin andador, recuperaste tu autoestima y eres un hombre nuevo! Por ahora, este es tu peso ideal". Steven se sonrió conmigo al escuchar el resumen de todos sus logros, y recuperó su tranquilidad. Con este ejemplo real habrás entendido que el peso ideal es un estado de salud, es revertir condiciones previas, es vivir más feliz, es verte al espejo y amar lo que ves; en fin, es mucho más que un simple número en la balanza.

25. ¿Cuál es el valor numérico más importante para monitorear mi progreso al bajar de peso?

La mayoría de las personas, cuando deciden bajar de peso, solo se enfocan en el número que registra la balanza. Ya vimos en la pregunta anterior que esto no es lo más importante. Esto no significa que nunca te subirás a una balanza, porque es bueno saber cuánto progreso has hecho semanalmente, pero si hay otros aspectos más importantes cuando participas en un programa para bajar de peso.

Uno de estos aspectos es el diámetro de cintura. Es muy importante conocer si el diámetro de tu cintura está disminuyendo; por lo tanto, es una buena idea medirla. Si ha disminuido, vas por buen camino, independientemente del peso que marque la báscula. Otra forma de medir el progreso de tu cintura es si logras ponerte un artículo de ropa que no te servía previamente.

La forma correcta de medir el diámetro de la cintura es colocar la cinta de medir a la altura de las crestas iliacas (los huesos de las caderas), aproximadamente al nivel del ombligo, lo cual se mide cuando se hace una exhalación normal. Si disminuye el diámetro de cintura, también disminuye la presión arterial, el riesgo de contraer enfermedades metabólicas y el riesgo de diabetes. Además, cuando el diámetro de cintura disminuye, se reduce la inflamación en tu cuerpo. Por lo tanto, es importante alcanzar este logro; y para no olvidarlo apréndete este aforismo: mientras menos cintura, más salud.

En mi opinión, el valor más importante que se debe de monitorear es la razón (división) entre el diámetro de cintura y la estatura usando las mismas unidades métricas. El numero resultante debe ser menos de 0.5, lo cual generalmente indica buena salud metabólica. Al contrario, tener un número mayor de a 0.5 correlaciona con desarrollar condiciones tales como resistencia a la insulina, síndrome metabólico, diabetes, hígado graso y enfermedad cardiovascular. (8) En otras palabras, tu cintura debe ser menos de la mitad de tu estatura.

Me voy a poner como ejemplo. Mi diámetro de cintura es de 31 pulgadas, mientras mi estatura es 69 pulgadas, por lo tanto, mi razón de cintura/estatura es de 0.45 (31/69= 0.45), lo que se correlaciona con buena salud metabólica. Si al hacer este cálculo te da un número mayor a 0.5 no te frustres, lo importante es que lo vayas disminuyendo. Supongamos que comenzaste con una razón de cintura / estatura de 0.7 y al cabo de 3 meses, haciendo una dieta baja en carbohidratos, esa razón baja a 0.6. Esto significa que tienes mejor salud metabólica y que has bajado el riesgo de padecer múltiples enfermedades.

26. ¿Cuán efectivas son las dietas bajas en carbohidratos para bajar de peso?

Las dietas bajas en carbohidratos probablemente sean la intervención nutricional más efectiva para bajar de peso y mejorar o revertir la mayoría de las condiciones metabólicas más comunes. La mayoría de los estudios científicos muestran su efectividad frente a las dietas de restricción calórica y bajas en grasa. En resumen, las dietas bajas en carbohidratos son altamente efectivas para bajar de peso, bajar grasa corporal, en especial la grasa visceral (la grasa del abdomen) y mejorar la salud metabólica; todo esto sin pasar hambre. (53, 58, 60, 71, 72, 77).

27. ¿Cuál es el mecanismo fisiológico por el cual las dietas bajas en carbohidratos provocan la pérdida de peso?

Esta es una pregunta compleja porque son varios los mecanismos por los cuales las dietas bajas en carbohidratos promueven la pérdida de peso. Voy a ir brevemente sobre cada uno de ellos.

- *Disminución de la sensación de hambre.*

    Hay tres mecanismos que regulan la sensación de hambre a nivel del cerebro, lo que ocurre específicamente en una glándula que se llama el hipotálamo. Primero, el cerebro reconoce que se siente saciado cuando obtiene a través de la dieta todos los nutrientes (aminoácidos, vitaminas, minerales, ácidos grasos, etc.) que necesita. Es como si tuviera un medidor de nutrientes. Esto representa un gran problema, porque la dieta moderna está cargada de azúcares y carbohidratos, pero carente de los nutrientes que podrían saciar nuestra hambre, por lo que seguimos comiendo. Miremos por un momento algunos alimentos típicos de la dieta moderna: pan, cereales, galletas, refrescos y jugos. En estos alimentos, tenemos muchas calorías en forma de azúcares y carbohidratos, pero muy pocos nutrientes como aminoácidos y ácidos grasos esenciales; por lo tanto, la persona sigue con hambre y comiendo desmedidamente de estos alimentos en busca de los nutrientes que el cuerpo necesita. Al final, lo que ha consumido son calorías vacías. Por el contrario, en una dieta baja en carbohidratos, se consumen alimentos con alto contenido de nutrientes, por lo tanto, el hambre y el apetito tienden a disminuir. Tomemos por ejemplo una comida típica en una dieta baja en carbohidratos: 10 onzas de carne de res acompañadas de brócoli y coliflor, una comida cargada de nutrientes como aminoácidos esenciales, ácidos grasos, vitaminas y minerales. Con una comida como esta, irás notando que, poco a poco, irás sintiéndote satisfecho y no tendrás necesidad de seguir comiendo sin control.

El segundo factor que afecta la sensación de hambre es el volumen del alimento y cómo este volumen expande nuestro estómago. ¿Recuerdas el último día de Acción de Gracias cuando comiste tanto que casi rompes el pantalón? ¿Recuerdas esa sensación de llenura horrible? Esa sensación de llenura ocurrió por expansión del estómago. A esto se le llama el control mecánico del apetito. En las dietas bajas en carbohidratos se promueve el consumo de abundantes vegetales con alto contenido de fibra como brócoli, coliflor, espárragos o espinacas lo cual aporta volumen a la comida. Esto causa expansión del estómago y, por efecto mecánico, disminuye la sensación del hambre.

El tercero son las hormonas que controlan el hambre. Las más conocidas son la ghrelina, que se encarga de aumentar el hambre y la leptina, que se encarga de disminuirla. Con las dietas modernas cargadas de azúcares y carbohidratos y carentes de valor nutricional, estas hormonas se afectan y siempre tenemos hambre y ganas de seguir comiendo. Una dieta baja en carbohidratos con alto valor nutricional logra que estas hormonas funcionen adecuadamente.

He descrito tres mecanismos de control del apetito y hemos descrito como una dieta baja en carbohidratos puede ayudarnos a poner nuestro apetito bajo control. Este estilo de alimentación no solo te permite controlar tu peso, sino que también promueve el que disfrutes de una buena alimentación y, en consecuencia, que mantengas una buena salud.

- *Disminución en los niveles de insulina*

Este es el mecanismo más importante por el que las dietas bajas en carbohidratos promueven la pérdida de peso y mejoran la salud. La insulina es una hormona secretada por las células beta del páncreas. Esta hormona realiza muchas funciones, la más conocida es que disminuye los niveles de glucosa en sangre y promueve el almacenamiento del exceso de energía en la dieta en forma de grasa, mayormente en el área abdominal. Debemos tener claro que el almacenamiento de grasa en el área abdominal promueve inflamación en todo nuestro cuerpo y aumenta el riesgo de enfermedades como la enfermedad cardiovascular, la diabetes, el hígado graso, el ovario poliquístico y el síndrome metabólico, entre otras.

La insulina es secretada por nuestro páncreas mayormente en respuesta al consumo de carbohidratos. En la dieta moderna en la cual se consume un nivel muy alto de azucares y carbohidratos procesados, nuestro páncreas está constantemente secretando cantidades altas de insulina. Parte de esos carbohidratos se usarán como fuente de energía, pero el excedente (que es la mayoría) será almacenado en forma de grasa por la acción de la insulina. Recuerda que niveles altos de insulina promueven el almacenamiento de grasa en el cuerpo, principalmente en el área abdominal. La historia no termina aquí porque la insulina no solo promueve el almacenamiento de grasa, sino que impide que podamos usar esa grasa como fuente de energía. Así como lo lees, la insulina bloquea una enzima (proteína que se encarga de una reacción bioquímica) que se llama lipasa sensitiva humana que es la responsable de usar la grasa como fuente de energía.

Como ves, si consumimos una dieta baja en carbohidratos, disminuiremos los niveles de insulina, lo que provocará que disminuya también la acumulación de grasa corporal, y facilitará que podamos utilizar esa grasa corporal como fuente de energía.

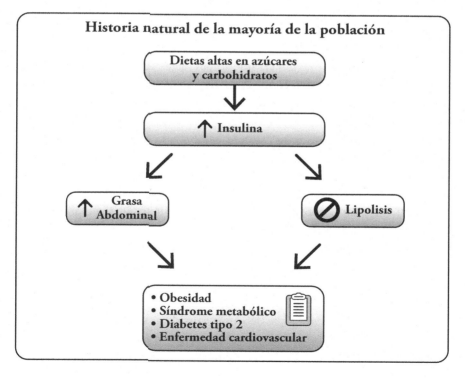

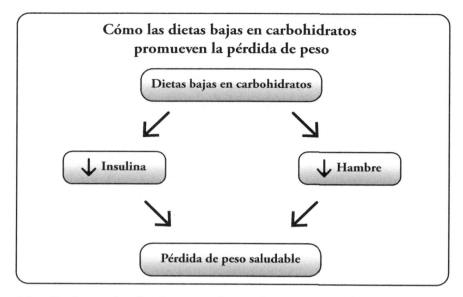

28. ¿Qué es más efectivo para bajar de peso, una dieta de restricción calórica y baja en grasa o una dieta baja en carbohidratos?

La respuesta a esta pregunta es que ambas dietas pueden producir pérdida de peso. Un factor importante que debemos considerar al escoger entre una y otra son las preferencias nutricionales de cada persona. Quizás a una persona le va muy bien en una dieta baja en grasas y contando calorías. Y quizás a otro no le gusta sentir que está pasando hambre y le va mejor utilizando una dieta de restricción de carbohidratos donde puede comer hasta la saciedad, sin pasar hambre, pero eliminando de la dieta los azúcares y disminuyendo marcadamente la ingesta de carbohidratos. Por esta razón las preferencias de cada individuo son importantes al escoger el régimen nutricional que va a usar para bajar de peso.

Ahora bien, muchos estudios científicos muestran la superioridad de las dietas bajas en carbohidratos versus las dietas de restricción calórica bajas en grasa a la hora de perder peso. Esto es una realidad que se repite en múltiples estudios científicos.

Otro factor importante que debemos considerar es el estado metabólico de la persona. En especial, me refiero a si tiene resistencia a la insulina. Si no la tiene, puede hacer una dieta baja en carbohidratos o una dieta baja en grasas con resultados que podrían ser bastante similares. Por el contrario, si la persona tiene algún grado de resistencia a la insulina e hiperinsulinemia (ver preguntas 61 y 63) le va a ir mucho mejor en una dieta baja en carbohidratos. La razón es sencilla: las dietas bajas en carbohidratos reducen los niveles de insulina y mejoran la sensibilidad a la insulina. Se sabe que dos terceras partes de la población tienen algún grado de resistencia a la insulina, por lo tanto, una estrategia dietética baja en carbohidratos es una opción metabólicamente viable para la mayoría de la población. Quiero insistir en decirte que si tú tienes datos que sugieran resistencia a la insulina, como lo son, el aumento en grasa en el área abdominal, a una razón de cintura/estatura mayor de 0.5, si tienes la glucosa en ayunas elevada, niveles de insulina elevada, triglicéridos altos o presencia de acantosis nigricans (Ver pregunta 65), tu mejor opción es utilizar una dieta baja en carbohidratos. (60, 71, 72, 77)

29. ¿Cuánto peso debo bajar en las primeras 2 semanas de una dieta baja en carbohidratos?

Esta es una pregunta sin una respuesta precisa porque esto va a depender de factores como la genética de cada cual, su nivel de resistencia a insulina, si está tomando medicamentos, su nivel de estrés e inclusive la cantidad de horas que duerme. Todas éstas son variables que se deben tomar en consideración cuando hablamos de cuántas libras podemos rebajar en las primeras dos semanas de haber comenzado un estilo de vida bajo en carbohidratos. Ahora bien, muchos de mis pacientes logran perder de 5 a 10 libras en esas primeras dos semanas. Pero como hemos dicho antes, no es tan importante estar atento al peso que marca la báscula, sino a la reducción del diámetro de la cintura y a la razón entre cintura y estatura.

30. ¿Cuáles son las complicaciones de la obesidad y cuáles sus consecuencias?

Padecer de sobrepeso u obesidad afecta negativamente todos los sistemas de órganos en el cuerpo, al extremo que perjudica la salud del individuo. Aumenta riesgo de:

- mortalidad temprana
- padecer de enfermedad del corazón (infarto del corazón e insuficiencia cardiaca)
- desarrollar diabetes tipo 2

- desarrollar enfermedad de riñón
- sufrir infartos cerebrales (strokes)
- desarrollar enfermedades del hígado
- padecer de ovario poliquístico
- desarrollar varios tipos de cánceres tales como el de seno, hígado, riñón, útero, próstata y colon.
- sufrir de trombosis en las venas de las piernas y embolia pulmonar
- padecer de osteoartritis, en especial de las rodillas
- desarrollar depresión
- padecer demencias como la enfermedad de Alzheimer
- sufrir apnea obstructiva del sueño
- acentuar la severidad del asma.
- aumentar la susceptibilidad a infecciones como bronquitis, neumonías y celulitis

31. Doctor, usted dijo que la obesidad es un exceso de grasa en el cuerpo, pero había escuchado que hay más de un tipo de grasa en el cuerpo. ¿Podría abundar más en esto?

Hay varias formas de clasificar la grasa del cuerpo. Para efectos de esta pregunta quiero concentrarme en la clasificación por localización. Desde este punto de vista la grasa se puede clasificar en dos grandes grupos, la grasa subcutánea (la que está debajo de la piel) y la visceral (la que está en la cavidad abdominal). Metabólicamente funcionan de maneras muy diferentes. La grasa subcutánea quizás no es estéticamente agradable pero no aumenta el riesgo de enfermedades. Sin embargo, la grasa visceral aumenta el riesgo de la mayoría de las enfermedades más comunes como la enfermedad cardiovascular y la diabetes. La grasa visceral secreta múltiples citoquinas que son capaces de inflamar cada órgano de nuestro cuerpo. En otras palabras, mientras mayor el diámetro de nuestra cintura, peor es nuestra salud y mayor nuestra probabilidad de morir a temprana edad. La buena noticia es que los estudios científicos muestran que las dietas bajas en carbohidratos son altamente efectivas reduciendo la grasa visceral y, por lo tanto, mejoran nuestra salud metabólica. Este cambio se comienza a ver casi de inmediato en las primeras dos semanas de estar en este estilo de alimentación.

32. Doctor, yo gano peso muy fácilmente, pero mi amiga come lo que quiere sin restricción, y no engorda. ¿Por qué somos tan diferentes?

Esta es una situación muy común. Hay personas que pueden comer casi lo que quieran y no ganan peso, y hay otras que, con solo mirar los carbohidratos, aumentan de peso (obviamente estoy exagerando con decir "solo mirarlos"). Hay tres razones principales para estas diferencias.

* *La genética*

    Definitivamente la genética juega un papel importante en la tendencia a ganar grasa corporal. Lo podemos ver en familias donde los padres son obesos y sus hijos son obesos; y familias de padres e hijos delgados. Ahora bien, debo aclarar que, a pesar de la herencia genética, es posible modificar cómo se expresan nuestros genes a través de la forma en que comemos. Por ejemplo, una persona puede estar genéticamente predispuesta a ganar grasa corporal, pero como es consciente de ello, disminuye la ingesta de carbohidratos en la dieta y procura ejercitarse con regularidad. Esta persona podrá bajar grasa corporal, aunque su genética le predisponga a la obesidad. Este es un hecho que yo lo veo todos los días en mi clínica.

* *El nivel de resistencia a la insulina*

    El nivel de resistencia a la insulina que tenga un individuo va a determinar su tolerancia a los carbohidratos. Las personas sensibles a insulina pueden comer comidas altas en carbohidratos y usarlas como fuente de energía usando muy poca insulina. Aquellas que tienen resistencia a la insulina tienen que usar grandes cantidades de insulina para disponer de esa misma cantidad de carbohidratos. Ese aumento marcado en insulina aumenta la acumulación de grasa, en especial en el abdomen. Esta es una de las razones por las cuales las dietas bajas en carbohidratos resultan más efectivas que las dietas bajas en grasas y altas en carbohidratos para los pacientes con resistencia a la insulina e hiperinsulinemia (insulina alta).

Lamentablemente, en nuestra sociedad, más de la mitad de la población tiene algún grado de resistencia a la insulina; por lo tanto, para este grupo, una dieta baja en carbohidratos debe ser mucho más efectiva. Es probable que una persona tenga resistencia a insulina si tiene:

- aumento en grasa abdominal (si la razón de cintura / estatura es mayor de 0.5)
- diagnóstico de síndrome metabólico
- diagnóstico de diabetes tipo 2 o prediabetes
- diagnóstico de ovario poliquístico
- acantosis nigricans (Ver pregunta 67)
- triglicéridos elevados
- los niveles de insulina en ayuna están altos (más de 8)
- la prueba de tolerancia a la glucosa está elevada (en esta prueba se le dan al paciente 75 gramos de glucosa y se mide la glucosa en sangre 2 horas después; lo normal es que sea menos de 140 mg/dl)

Si una persona reconoce algunos de esos padecimientos, es posible que tenga resistencia a la insulina. Si así fuera, entonces una dieta baja en carbohidratos deberá ser muy efectiva para bajar de peso y mejorar su salud.

33. ¿Doctor, podría explicar, desde el punto de vista fisiológico, por qué engordamos?

El conocimiento convencional dice que la razón por la cual ganamos peso es que ingerimos más calorías de las que gastamos, por lo tanto, ese exceso de energía se almacena en nuestro cuerpo en forma de grasa. Basado en este conocimiento, el consejo tradicional de las agencias de la salud, de los médicos y los nutricionistas ha sido por los últimos 40 a 50 años que debemos reducir la ingesta calórica en nuestra dieta. En otras palabras, para bajar de peso debemos comer menos y ejercitarnos más. A pesar de todas las recomendaciones, la incidencia de obesidad ha seguido en aumento, hasta el punto de que hoy día ha alcanzado proporciones de epidemia.

Algunas personas tienen éxito siguiendo este método que llamamos tradicional; pero la mayoría fallan en el proceso de perder peso. La verdad, no es que este conocimiento sea incorrecto, pero solo es una pequeña parte de la realidad completa. Este consejo tradicional no toma en cuenta el efecto hormonal de cada caloría que consumimos, y es probable, que este sea el factor más importante a la hora de perder peso y mejorar nuestra salud.

Cada caloría que consumimos no es solo energía (la energía de un alimento se mide en calorías), sino que es mucho más. Cada caloría que consumimos es información para nuestros genes y tiene un efecto hormonal, en especial sobre una hormona muy importante que se llama insulina. Cada macronutriente (carbohidratos, proteínas y grasa) tiene un efecto muy diferente sobre sobre la insulina. Cuando consumimos carbohidratos, estimulamos al páncreas para que secrete niveles más altos de insulina. Por el contrario, cuando consumimos proteínas, el páncreas trabaja menos; en otras palabras, produce menos insulina. Cuando consumimos grasas el efecto en la insulina es mínimo. La dieta moderna, como está sobrecargada de carbohidratos, provoca que estos niveles de insulina estén altos en un porciento muy alto de la población. Tomemos por ejemplo un día típico en la alimentación de una persona. Esta persona se levanta en la mañana y desayuna 2 tostadas y una taza de avena. A las 10 de la mañana, tiene una merienda que consiste en 2 galletas. De almuerzo, consume 2 tazas de arroz, media taza de habichuelas rosadas y una pechuga de pollo. De postre, se comió un pedazo de bizcocho de vainilla y media taza de mantecado. Para la cena, se sirvió una papa asada y una pechuga de pollo, y de merienda, antes de dormir, 1 taza de cereal. Un día como éste representa una carga de aproximadamente 300 gramos de carbohidratos. Este nivel de carbohidratos, típico de la dieta moderna, hace que nuestra insulina esté alta todo el tiempo y como ya aprendimos anteriormente, esos niveles altos de insulina promueven el almacenamiento de grasa, en especial en el área abdominal, y al mismo tiempo evitan que podamos utilizar la grasa como fuente de energía.

En resumen, el consejo tradicional que nos dice que para bajar de peso hay que consumir menos calorías de las que gastamos es solo una pequeña parte de la historia. Cada alimento que consumimos tiene un efecto hormonal, en especial sobre la insulina, que básicamente es la hormona que gobierna el metabolismo de la grasa en el cuerpo. Para perder grasa corporal, la insulina debe bajar y una de las formas más efectivas para conseguirlo es a través de una dieta baja en carbohidratos.

34. Doctor: Usted ha dicho claramente que el consumo de carbohidratos es el factor más importante para la acumulación de grasa corporal. ¿Cómo yo sé cuántos carbohidratos debo consumir?

Sí, definitivamente es probable que a la hora de perder peso el factor más importante sea disminuir el consumo de azúcares y carbohidratos en la dieta. Sin embargo, el nivel de restricción necesario para bajar de peso va a variar de persona a persona dependiendo mayormente del grado de resistencia a la insulina y a otros factores que también entran en juego, como la genética, el uso de medicamentos y el nivel de actividad física. Quizás para alguien con resistencia a insulina severa y diabetes tipo 2, la ingesta debe ser de menos de 30 gramos de carbohidratos netos al día. Quizás para otra persona este número pueda ser menor de 60 gramos netos al día y quizás para un atleta de alto rendimiento con menos de 90g de carbohidratos netos, podría perder peso. Por lo tanto, no es un número escrito en piedra, fijo, sino que varía de acuerdo con el estado metabólico de la persona (mayormente basado en su nivel de resistencia a la insulina), su nivel de actividad física y su individualidad genética. La mayoría de los pacientes que atiendo en mi clínica tienen resistencia a la insulina e hiperinsulinemia, por lo que, generalmente comenzamos orientándolo para que ingiera menos de 30 gramos de carbohidratos netos al día (Ver pregunta 1).

35. Llevo 4 meses en una dieta baja en carbohidratos; comencé pesando 210 libras. He bajado 22 libras, pero llevo un mes estancado. ¿Esto es normal? ¿Qué puedo hacer para salir del estancamiento?

Primero que nada, quiero decir que los estancamientos son normales en cualquier persona que esté bajando de peso. En mi experiencia, este estancamiento es común luego de perder el primer 10% del peso. La mayoría de las veces no se le puede considerar un estancamiento porque el paciente sigue perdiendo diámetro de cintura, aunque la báscula indique el mismo peso; por lo tanto, si ése es el caso, no se le considera un estancamiento. Recuerden que nuestro principal propósito es perder grasa abdominal, no libras en la báscula.

Si fuera un estancamiento real, la mayoría de las veces es cuestión de permanecer firme en la restricción de carbohidratos y verás que, a la larga, vas a salir del estancamiento. Ahora bien, te diré algunas cosas que puedes hacer para que el periodo de estancamiento sea más corto:

- Disminuye aún más la ingesta de carbohidratos. Supongamos que tu meta al día era no excederte de 50 gramos de carbohidratos netos; pues podrías disminuirlos a un máximo de 30 gramos netos por día.
- Haz un diario donde escribas todo lo que comes durante el día. En este diario cuenta los carbohidratos netos de todo lo que pase por tus labios. Este es un consejo que les doy a mis pacientes y a veces se sorprenden porque descubren que estaban comiendo algún alimento que no contabilizaban y que tenía más carbohidratos de los

que pensaban, por lo que se estaban excediendo del total máximo de carbohidratos netos establecidos para el día.

- Aumenta un poco la actividad física.
- Podrías intentar comer en una ventana de tiempo comprimida (ayuno intermitente). Por ejemplo, podrías tratar comer en una ventana de 8 horas y ayunar 16 horas.

En resumen, los estancamientos son normales, en especial cuando ya hemos perdido más del 10% del peso corporal. Son parte normal del proceso. Recuerda que, si sigues bajando el diámetro de tu cintura, aunque la báscula siga marcando el mismo peso, no es realmente un estancamiento; al contrario, estás progresando.

HISTORIAS REALES

Marcos es un hombre de 48 años que padecía de obesidad severa. Toda su vida había luchado con su obesidad. Pesaba 444 libras para una estatura de 5 pies 10 pulgadas. Su salud estaba en muy mal estado. En marzo del año 2018 estuvo a punto de morir por una crisis hipertensiva (aumento desmedido en la presión arterial) que debilitó su corazón. Recuerdo que durante su hospitalización le dije "Marcos necesitas cambiar el rumbo de tu vida, tu obesidad está aumentado peligrosamente tu presión arterial, no creo que tu corazón resista otra crisis hipertensiva". Le expliqué que una dieta baja en carbohidratos podría ser una alternativa para él y aceptó el reto de mejorar su salud. Al salir del hospital decidió hacer cambios y comenzó a practicar un estilo de vida bajo en carbohidratos. Poco a poco comenzó a mejorar. Al cabo de un año había perdido 100 libras. De apenas poder moverse, comenzó a caminar entre 5 a 10 kilómetros 5 veces a la semana. Hoy día, Marcos ayuda a otras personas como parte de un grupo de apoyo a personas obesas que se contactan a través de las redes sociales. Marcos recuperó su salud y su movilidad siguiendo una dieta baja en el consumo de carbohidratos; su historia es el mejor ejemplo y la mayor motivación para otros.

HÍGADO GRASO

36.¿Qué es hígado graso no alcohólico (esteatosis hepática no alcohólica)?

El hígado graso no alcohólico es una condición patológica en la que hay acumulación excesiva de grasa en el hígado. Esta condición es una epidemia hoy en día; más del 25% de la población la padece. Se hace la distinción de hígado graso no alcohólico porque hubo un tiempo cuando se pensaba que la principal causa de acumulación de grasa en el hígado era el consumo de bebidas alcohólicas. Hoy en día el alcohol es una causa secundaria de hígado graso y las causas principales son el aumento de grasa en el área abdominal, lo que conocemos como grasa visceral y la resistencia a la insulina, mayormente provocados por el alto consumo de alimentos cargados de azúcares y carbohidratos. (15)

37. ¿Qué consecuencias podría traerme tener el hígado graso?

Tener hígado graso es una condición que podría traer consecuencias catastróficas tanto para nuestro hígado como para otros órganos. Comencemos por decir que aproximadamente un 25% de los casos de hígado graso van a progresar a inflamación del hígado, una condición que se conoce como esteatohepatitis. Generalmente tu médico se da cuenta de esta condición cuando en un examen de imagen como lo pueden ser el ultrasonido o la tomografía computarizada se descubre que tienes hígado graso y en tus pruebas de sangre tus enzimas del hígado (AST, ALT) salen elevadas. De estos pacientes con esteatohepatitis, aproximadamente un 25% va a desarrollar cirrosis del hígado, que es la enfermedad terminal del hígado, o cáncer de hígado. En resumen, tener hígado graso, predispone a cirrosis y a cáncer de hígado.

Pero tener hígado graso no solo aumenta el riesgo de enfermedades del hígado, sino también de otros sistemas de órganos. Esta condición, aumenta el riesgo de diabetes, enfermedad cardiovascular y ovario poliquístico, entre otros. (15)

38. ¿Qué síntomas pueden reconocerse en la persona que tiene el hígado graso?

Generalmente esta condición no provoca ningún síntoma que pueda llamar la atención; el paciente puede sentir algunos síntomas vagos, como dolor en el cuadrante superior derecho del abdomen, que muchas veces es de intensidad leve. Cuando produce dolor, probablemente sea porque también hay inflamación del hígado (esteatohepatitis). Pero una vez más, generalmente no hay ningún síntoma y esto es lo más preocupante. Es una condición que predispone a enfermedades catastróficas como cáncer de hígado, cirrosis de hígado y enfermedad cardiovascular, pero se corre el riesgo de pasar inadvertida hasta que el daño sea irreparable. Por esta razón es importante tener una sospecha clínica alta para poder diagnosticarla. Si tú lector, tienes aumento en grasa abdominal y datos que hablen de resistencia a insulina (ver pregunta 63 y 65) es probable que tengas hígado graso. (15)

39. ¿Cómo puedo revertir la condición de hígado graso?

El hígado graso es una condición reversible principalmente a través de cambio en el estilo de vida tales como:

- Eliminar completamente los azúcares como sacarosa y el jarabe de maíz con alta fructosa (*high fructose corn syrup*). Es probable que el azúcar sea el mayor culpable de esta epidemia que estamos viviendo. (15)
- Hacer una dieta baja en carbohidratos para vencer la resistencia a insulina.
- Aumentar la actividad física.
- Dormir por lo menos 7 horas diarias.
- Disminuir la razón de cintura/estatura a un rango saludable. (ver pregunta 25)
- Opcional: Tomar 2 tazas de café al día. Hay algunos estudios que sugieren que el café disminuye la progresión de esteatohepatitis a cirrosis. **(15)**

40. Doctor: mi médico me dijo que si tengo hígado graso no puedo comer grasa. ¿Eso es verdad?

Esta recomendación de algunos profesionales de la salud no es la más correcta. El consejo correcto es aumentar el consumo de grasas saludables en la dieta, disminuir los carbohidratos y eliminar completamente los azúcares simples. Recordemos que la causa principal de esta condición es el alto consumo de azúcares y carbohidratos en la dieta moderna; por lo tanto, una dieta baja en carbohidratos que aumente grasas saludables y disminuya grandemente el consumo de carbohidratos es la estrategia correcta para tratar esta condición.

DIABETES TIPO 2

41. ¿Qué es diabetes tipo 2?

La diabetes tipo 2 se define como un aumento en la glucosa en sangre cuya causa es la resistencia a la insulina. Hay varios criterios para su diagnóstico:
- glucosa en ayunas mayor o igual a 126mg/dL.
- hemoglobina glicosilada (A1c) mayor o igual a 6.5 porciento.
- glucosa, en cualquier momento del día, mayor o igual a 200 mg/dL.

La causa de diabetes tipo 2 es la resistencia a la insulina (ver pregunta 63). En este tipo de diabetes el páncreas todavía produce insulina, pero los receptores de insulina tienen una respuesta disminuida a ella.

Miremos este ejemplo:

Pedro es un paciente que vivió una juventud normal; era atleta en la escuela superior y siempre tuvo buena condición física. Su mamá era diabética y su abuela había muerto a los 65 años por complicaciones de su diabetes. Pedro siempre comía de todo, y su dieta estaba basada mayormente en consumir pan, arroz, cereales, bebidas dulce y pizza. A los 28 años, comenzó a notar un aumento en grasa abdominal y, poco a poco, de tener un pantalón talla 31, ya era talla 36. A los 29 años en unas pruebas de rutina, se descubrió que sus enzimas del hígado estaban un poco altas, habían aumentado sus triglicéridos y su glucosa en ayunas era de 115mg/dl, lo cual lo clasificaba como prediabético.

En ese momento, su médico le explicó que los hallazgos de laboratorios significaban que tenía resistencia a la insulina y que estaba en alto riesgo de padecer de diabetes. Le aconsejó hacer cambios en su alimentación y aumentar la actividad física. Pero Pedro no hizo cambios. Actualmente tiene 38 años, ya tiene diabetes, usa 2 medicamentos orales e insulina para su diabetes y aun así no logra mantener buen control de su glucosa.

Este ejemplo muestra lo que es la historia de la mayoría de las personas con diabetes. Primeramente, insultamos nuestro cuerpo con exceso de azúcares y carbohidratos, este a su vez lleva a acumulación de grasa visceral mayormente por acción de la insulina (recuerda que el consumo constante de carbohidratos hace que tu páncreas esté constantemente secretando niveles altos de insulina), esto a su vez causa resistencia a insulina. Tu páncreas secreta aún más insulina para compensar la falta de respuesta a la insulina (resistencia a la insulina) lo cual aumenta aún más la acumulación de grasa en el área abdominal y se convierte en un círculo vicioso que no tiene fin y el resultado es hiperinsulinemia (insulina alta) y resistencia a insulina. Va a llegar un punto que por más insulina que tu páncreas secrete, la resistencia a insulina es tanta que ya no puede mantener niveles adecuados de glucosa en sangre y es cuando la prueba de glucosa en sangre sale elevada. A esto se llama diabetes tipo 2. El diagrama a continuación nos da un resumen de esta secuencia de eventos.

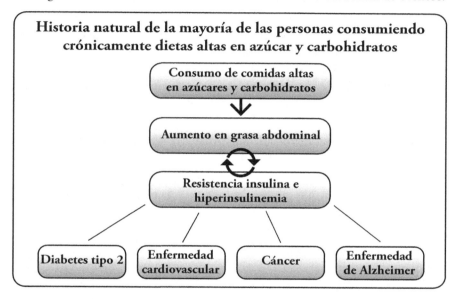

42. ¿A qué condiciones predispone la diabetes tipo 2?

La diabetes tipo 2 ha alcanzado proporciones de epidemia. Uno de los principales problemas graves que provoca esta condición es que daña los vasos sanguíneos; los médicos nos referimos a esto como complicaciones vasculares de la diabetes. Estas complicaciones pueden ser de dos tipos: las microvasculares o de los vasos sanguíneos pequeños y las macrovasculares o de los vasos sanguíneos más grandes. Las complicaciones macrovasculares incluyen infarto al corazón e infartos cerebrales (*strokes*) y las complicaciones microvasculares incluyen enfermedad del riñón (nefropatía), neuropatía (daños a los nervios) y retinopatía (daño a la retina del ojo). La diabetes es la principal causa de fallo renal en diálisis, la principal causa de ceguera en el mundo y la principal causa de amputación de extremidades inferiores en el mundo. Además, está asociada a un aumento en el riesgo de enfermedad cardiovascular. (19)

43. ¿Puede una dieta baja en carbohidratos mejorar el control de mi diabetes tipo 2?

La respuesta a esta pregunta es un rotundo sí. Por definición, una persona con diabetes es intolerante a los carbohidratos, por lo tanto, hace mucho sentido realizar una dieta baja en carbohidratos. Estudios científicos han probado que las dietas bajas en carbohidratos mejoran el control del nivel de glucosa en sangre, disminuyen la hemoglobina glicosilada (que es el mayor predictor en complicaciones macrovasculares y microvasculares de la diabetes), disminuyen el uso de medicamentos para el control de la diabetes, tanto de medicamentos orales como de insulina, además de que ayudan a bajar la grasa abdominal. (13,19, 46,47,59,74)

Las agencias de salud consideran la diabetes tipo 2 como una enfermedad crónica y progresiva. Sin embargo, es mi opinión que una dieta baja en carbohidratos es capaz de poner esta enfermedad bajo control con mínimos o ningún medicamento. No solo eso, es mi opinión como médico, y la opinión de muchos científicos, que si agarramos esta condición en etapas tempranas, podemos revertir esta enfermedad completamente. Esto es algo que yo veo constantemente en mi práctica médica. (13, 74)

Siempre recuerdo el caso de Juan, un paciente que me envió su nefrólogo (médico especialista en enfermedades del riñón) porque tenía diabetes tipo 2 que había sido muy difícil de controlar. Al momento de conocer a Juan, él usaba 650 unidades de insulina al día, divididas en 4 inyecciones diarias; pesaba 350 libras y sus riñones habían comenzado a fallar. Estaba próximo a necesitar diálisis ya que sus riñones estaban muy afectados por su diabetes. Aun con este nivel tan alto de insulina, no lograba controlar sus niveles de glucosa y su hemoglobina glicosilada era de 10% cuando lo normal es que sea menor de 6%. Inmediatamente comenzamos un régimen de alimentación bajo en carbohidratos. Juan fue muy disciplinado en su nutrición. En la misma primera semana pudo comenzar a disminuir sus dosis de insulina. Al cabo de un año, había bajado 80 libras de peso, pero la mejor noticia fue que su diabetes estaba en pleno control, su hemoglobina glicosilada era de 5.8% y ya no usaba insulina. Y esto no termina, al mejorar el control de su glucosa, sus riñones mejoraron y no necesito diálisis. Es impresionante ver cómo esta condición responde favorablemente a la restricción de carbohidratos.

Recordemos que la razón por la cual se desarrolla la diabetes tipo 2 es por la resistencia a la insulina. Las mejores estrategias para vencer la resistencia a la insulina son mantener una dieta baja en carbohidratos y realizar ejercicio físico, en especial ejercicios de resistencia.

44. Doctor: la mayoría de los médicos dicen que la diabetes tipo 2 no es curable, ¿Está usted de acuerdo con esto?

No estoy de acuerdo con esto. Mi opinión y la opinión de muchos científicos, es que si atendemos esta enfermedad en etapas tempranas la convertimos en una condición reversible. La buena noticia es que revertir esta condición, no cuesta nada en términos económicos, porque la clave está en hacer cambios en el estilo de vida. Voy a describirte 3 cambios en estilos de vida que son de vital importancia para poder revertir esta condición.

a) Restricción de carbohidratos.

Definitivamente bajar los carbohidratos en la dieta es la intervención más importante para revertir la diabetes tipo 2. Debe ser una restricción agresiva y constante a lo largo del tiempo. A mis pacientes, inicialmente los comienzo en menos de 30 gramos netos de carbohidratos por día (ver pregunta 1). Es impresionante ver cuánto los pacientes mejoran con esta sencilla intervención. En pocas semanas han logrado disminuir grandemente las dosis o la cantidad de medicamentos que necesitan para controlar su condición; a veces, hasta pueden dejar de tomarlos completamente. (19, 46, 47, 59)

b) Ejercicio

El ejercicio físico es de vital importancia para revertir esta condición. En especial los ejercicios de resistencia son los más importantes. Aumentar masa muscular y fortalecer nuestros músculos mejora la sensibilidad del receptor de insulina a la insulina endógena (o sea la insulina que produce nuestro páncreas). Es importante realizar ejercicios complejos que involucren varios grupos musculares simultáneamente. Podrían ser ejercicios que usen el mismo cuerpo como resistencia (*bodyweight exercises*) como: lagartijas (*push-ups*), planchas (*planks*), y zancadas (*lunges*). También pueden ser ejercicios complejos usando pesas, como lo son: sentadillas con peso, press de banca (*bench press*), dominadas con peso (*pull-ups*), press de hombro (*shoulder press*) y levantamiento de peso muerto (*dead lift*), entre otros. En fin, trabajar nuestros músculos con ejercicios de resistencia es de suma importancia para revertir esta condición.

Muchos de mis pacientes con diabetes llegan a mí muy enfermos y físicamente no están aptos para hacer casi ningún ejercicio. Lo que hacemos con ellos primeramente es concentrarnos solamente en los cambios nutricionales, principalmente en bajar los carbohidratos en la dieta. En esas primeras semanas, la inflamación baja y las personas se sienten mejor. En este tiempo, el dolor de las articulaciones disminuye, la movilidad mejora y, generalmente, en este tiempo pierden también grasa abdominal, lo cual también se traduce en menos inflamación. Luego, poco a poco, de forma progresiva e individualizada, comenzamos con el ejercicio. Generalmente comenzamos caminando algunos minutos diariamente y luego, de manera individualizada y dependiendo de la capacidad de cada persona comenzamos el programa de ejercicios de resistencia.

c) Sueño

El sueño es un aspecto de la salud al que no se le da la importancia que merece. En el mundo de hoy, la gente duerme menos de lo que debe dormir, lo que aumenta la resistencia a la insulina, que es la causa por la cual ocurre la diabetes tipo 2. Por lo tanto, para revertir esta condición, dormir adecuadamente es de vital importancia. Yo les recomiendo a mis pacientes que traten de dormir un mínimo de 7 horas diarias, aunque reconozco que la necesidad de horas de sueño varía de persona a persona. Hay quienes solo necesitan 6 horas y mientras que otros necesitan de 8 a 9 horas para sentirse descansados. (65)

En resumen, cada uno de estos tres aspectos: la nutrición, el ejercicio y el sueño son la clave para revertir la condición de diabetes tipo 2. Hay algunas personas que llevan mucho tiempo con diabetes, y su daño metabólico es tanto que ya su condición no es reversible. Aun así, al adoptar estos tres principios, mejorarán su nivel de glucosa, lograrán disminuir su hemoglobina glicosilada, la grasa abdominal y el uso de medicamentos.

45. ¿Qué precauciones debo tomar si soy diabético y comienzo una dieta baja en carbohidratos?

A pesar de que una dieta baja en carbohidratos es la intervención más importante que una persona puede hacer para mejorar su condición, debe tomar ciertas precauciones importantes. Una dieta baja en carbohidratos es tan efectiva para mejorar tu diabetes que, en los primeros días, los niveles de glucosa en sangre van a disminuir; por lo tanto, es importante que te mantengas en contacto con tu médico porque probablemente en esos primeros días él podría reducir las dosis de tus medicamentos. No tomar en cuenta este aspecto, podría traer la peligrosa consecuencia de que sufras una hipoglicemia (niveles bajos de glucosa en sangre). Mi recomendación es que monitorees varias veces al día tus niveles de glucosa usando un glucómetro, antes del desayuno, antes del almuerzo, antes de la cena y antes de irte a dormir. Debo hacer la aclaración de que el médico a cargo debe reconocer el valor de las dietas bajas en carbohidratos para manejar la diabetes, de manera que pueda orientar adecuadamente a su paciente. A veces ocurre que el médico, cuando observa que su paciente va disminuyendo sus niveles de glucosa por estar siguiendo este estilo de vida, liberaliza sus instrucciones y le recomienda una ingesta mayor de carbohidratos, lo que se considera contraproducente. El enfoque médico correcto sería comenzar a disminuir la dosis de los medicamentos para evitar los efectos secundarios de la medicación. Por esto enfatizo que el profesional de la salud que te acompañe en esta aventura deber ser no solo un buen conocedor de la condición de diabetes, sino uno convencido del uso de dietas bajas en carbohidratos para el tratamiento de esta condición.

46. Doctor, llevo muchos años con diabetes, he desarrollado fallo renal y estoy en tratamiento de diálisis, ¿puedo realizar una dieta baja en carbohidratos?

Claro que sí. En primer lugar, lo que te llevó al fallo renal fueron los niveles de glucosa constantemente elevados por tu diabetes. Una dieta baja en carbohidratos habría sido la estrategia más efectiva para controlar la hiperglicemia (glucosa elevada) y evitar el fallo renal. En tu caso, si ya estás en tratamiento de diálisis, es de suma importancia que mantengas un peso saludable para que evites las complicaciones cardiacas que comúnmente se asocian con esta situación. La dieta baja en carbohidratos es una alternativa ideal porque te lleva a un peso saludable y mejora los factores de riesgo de padecer enfermedad cardiovascular (Ver pregunta 130). Otro aspecto importante es que aun cuando ya estés en diálisis muchas personas tienen un poco de función residual del riñón. Esa función residual, hay que tratar de mantenerla y las dietas que disminuyen los azúcares y carbohidratos nos ayudan a mantener la función del riñón.

Ahora bien, igual que en cualquier régimen alimentario, un paciente que esté en un tratamiento de diálisis debe mantener bajo el consumo de alimentos ricos en potasio, como, por ejemplo, el aguacate.

DIABETES TIPO 1

47. ¿Qué es diabetes tipo 1?

La diabetes tipo 1 se debe a la destrucción autoinmune de las células beta del páncreas. Autoinmune significa que anticuerpos producidos por nuestro propio cuerpo atacan estas células del páncreas y las destruyen. Estas células beta son las responsables de la producción de insulina, por lo tanto, en la diabetes tipo 1, al destruirse estas células hay ausencia total de insulina. Se desconoce por qué ocurre que nuestros propios anticuerpos destruyen estas células. Por suerte, esta condición es mucho menos común que la diabetes tipo 2, pero, lamentablemente, es la causa más común de diabetes en la niñez.

Es importante hacer la diferencia entre la diabetes tipo 2, que es causada por la resistencia a la insulina y que generalmente se acompaña de hiperinsulinemia (demasiada insulina), y la diabetes tipo 1 donde hay una ausencia total de insulina.

Generalmente la diabetes tipo 1 se presenta temprano en la niñez y la adolescencia. Aunque debo hacer la salvedad de que los casos de diabetes tipo 2 en la adolescencia están en aumento debido a la alta incidencia de obesidad y resistencia a la insulina en esta población. Los síntomas de la diabetes tipo 1 son:

- Necesidad de tomar mucha agua
- Orinar mucho y con frecuencia
- Pérdida de peso
- Debilidad general
- Cambios en el estado mental
- Disminución de ánimo

Aproximadamente el 30% de los diagnósticos de diabetes tipo 1 en niños se hacen durante un episodio de cetoacidosis diabética (ver pregunta 51). Para el diagnóstico definitivo de esta condición, hacen falta laboratorios de sangre.

Se hace un diagnóstico de diabetes cuando:

- La glucosa en ayunas es mayor de 126mg/dl.
- La glucosa en sangre es mayor de 200mg/dl en cualquier momento del día.

- La glucosa en sangre es de más de 200mg/dl dos horas luego de haber ingerido 75 gramos de glucosa.
- Tener una hemoglobina glicosilada mayor de 6.5%.

Ya que el problema fundamental en la diabetes tipo 1 es una deficiencia en la producción de insulina, el tratamiento principal es inyectarle insulina al paciente. Estas dosis de insulina, así como la frecuencia de las inyecciones, requieren seguimiento cercano con tu médico. Es importante recalcar que, bajo ninguna circunstancia, un diabético tipo 1 debe abandonar totalmente el uso de insulina ya que esto podría ser catastrófico para su salud, inclusive podría llevarle a la muerte.

48. ¿Puede una dieta baja en carbohidratos ser de beneficio para un paciente con diabetes tipo 1?

La respuesta corta a esta pregunta es que sí. Una dieta baja en carbohidratos puede ser de mucho beneficio para un paciente con diabetes tipo 1 por varias razones que voy a discutir a continuación:
- Los pacientes con esta condición dependen de insulina para vivir y a pesar de que este medicamento es una bendición para estos pacientes, también trae consigo algunos efectos secundarios. Uno de ellos es la ganancia de peso. Las dietas bajas en carbohidratos ayudan con este problema por dos razones:
  - Las dietas bajas en carbohidratos promueven el mantenimiento de un peso corporal saludable.
  - Las dietas bajas en carbohidratos disminuyen marcadamente la cantidad de insulina que se necesita. Recuerda que el mayor determinante del nivel de glucosa en sangre es la cantidad de carbohidratos que se ingiere en la dieta. Al usar dosis más bajas de insulina, se minimiza la ganancia de peso.

Las dietas bajas en carbohidratos promueven un mejor control de la glicemia (nivel de glucosa en sangre). Esto evita las complicaciones a largo plazo en pacientes diabéticos, como lo pueden ser la enfermedad del riñón, la pérdida de visión, los daños a la circulación en las extremidades, la neuropatía (daños a los nervios que provocan pérdida de sensación y dolores constantes) y la enfermedad del corazón.

Siempre recuerdo a Pablo, un paciente de 19 años que cursaba su primer año de universidad. Pablo tenía diabetes tipo 1 y había sido diagnosticado con esta condición desde los 7 años de edad. Desde ese momento, usaba inyecciones de insulina. Él mismo describe que la adolescencia fue un momento muy difícil para él desde el punto de vista emocional. Se preguntaba por qué le tenía que pasar esto a él y por qué sus compañeros de clase podían comer de todo mientras que él no podía hacerlo. Recuerda, que, a escondidas de sus padres, comía muchos dulces y comidas altas en carbohidratos como empanadillas, helados, refrescos y bizcochos. Obviamente su médico tuvo que aumentar sus dosis de insulina durante esos años. Al momento de conocerlo, estaba usando 150 unidades de insulina al día divididas en 4 inyecciones diarias. Aun así, no tenía un buen control de su diabetes y su hemoglobina glicosilada (A1C) era de 9.5 % cuando lo normal es que sea menos de 6%. Este resultado indica que su glucosa había estado peligrosamente elevada al menos por los pasados 3 meses. Pablo era un muchacho muy inteligente y entendía que no podía seguir así; ese descontrol en su diabetes le traería a la larga serios problemas de salud. El joven tenía un tío que por años de descontrol en su diabetes había perdido la función de los riñones y ahora tenía que estar en tratamiento de hemodiálisis 3 veces por semana para poder vivir. Pablo no quería verse en la misma situación, así que comenzó un nuevo estilo de vida. Comenzó una dieta baja en carbohidratos con supervisión médica y al cabo de 3 meses había logrado bajar el 10 por ciento de su peso corporal, había bajado 2 tallas de pantalón, usaba solo 30 unidades de insulina diarias (una disminución de 80 por ciento en la dosis inicial de insulina) y su hemoglobina glicosilada bajó a 7.5%. Ya han pasado varios años desde ese entonces y Pablo continúa manteniendo un peso saludable, sigue usando una dosis baja de insulina y su hemoglobina glicosilada es de 6.5%. En conclusión, éste es un ejemplo más que nos permite reconocer que una dieta baja en carbohidratos, supervisada por un médico puede ser de gran ayuda para un paciente con diabetes tipo 1.

49. ¿Qué precauciones debe tener un paciente con diabetes tipo 1 al comenzar una dieta baja en carbohidratos?

Esta es una pregunta muy importante. Las dietas bajas en carbohidratos pueden ser un excelente recurso para mejorar el control de la glicemia (glucosa en sangre), evitar las complicaciones de la diabetes a largo plazo y minimizar el uso de medicamentos, pero hay que tomar ciertas precauciones, en especial en el primer mes de haber comenzado.

- Es de suma importancia monitorear la glucosa en sangre usando algún aparato bien calibrado. La forma más común es usando una maquinita (glucómetro) que usa una gotita de sangre. Con solo un pequeño pinchazo en el dedo tenemos una lectura en segundos de cómo está nuestro nivel de glucosa en sangre. Yo les recomiendo a mis pacientes monitorear la glucosa por lo menos 4 veces al día: en ayuno, antes del almuerzo, antes de la cena y antes de dormir. Esto es de vital importancia porque las dietas bajas en carbohidratos son tan efectivas para el control de la glicemia que en los primeros días el nivel de glucosa va a comenzar a disminuir y hay que comenzar a disminuir las dosis de insulina para evitar hipoglicemias, lo que en mi país se conoce como bajones de glucosa en la sangre.
- Durante esta fase inicial, debes estar en constante contacto con un médico que tenga experiencia en el uso de dietas bajas en carbohidratos en pacientes con diabetes. Este profesional te va a guiar en cómo debes ir disminuyendo las dosis de insulina según vayas ganando control de tu diabetes a través de una dieta baja en carbohidratos.
- Debes prestar especial atención a una buena hidratación y a suplementar la dieta con sal, en especial las primeras 4 semanas de haber comenzado un estilo de vida bajo en carbohidratos. (Ver pregunta 18)

50. ¿Qué consecuencias a largo plazo puede tener la diabetes tipo 1?

Las consecuencias a largo plazo de la diabetes pueden ser devastadoras. Existen dos tipos de complicaciones que pueden afectar negativamente la calidad de vida de las personas diabéticas y que inclusive podrían disminuir la extensión de su vida. Estas complicaciones son:

- Complicaciones microvasculares (vasos sanguíneos pequeños) de la diabetes que poco a poco van dañándoles los vasos sanguíneos pequeños y esto trae 3 tipos de complicaciones comunes en pacientes diabéticos según evoluciona la enfermedad.

- *Retinopatía*

  Es el daño a la retina ocular, que trae como consecuencia la pérdida de visión e inclusive puede llevar a la ceguera total del paciente.

- *Nefropatía*

  Es el daño a los riñones producido por una diabetes descontrolada. Hoy día, la diabetes es la principal causa de fallo renal que lleva al paciente a tratamiento de diálisis. Es además la primera causa de fallo renal en los pacientes que están en lista de espera por un trasplante de riñón. Encontrar proteína en la orina es el primer hallazgo de laboratorio que indica que la diabetes ha comenzado a dañar los riñones.

- *Neuropatía*

  Es el daño de los nervios, en especial los de las extremidades. Este daño trae como consecuencia dolores crónicos que son difíciles de controlar, aun con el uso de medicamentos. Muchas veces los dolores en las piernas son tan fuertes que los pacientes no pueden ni dormir. También la neuropatía trae consigo pérdida de sensibilidad, en especial en las extremidades inferiores. Por esta razón, muchos diabéticos sufren golpes o lesiones en sus pies y no se dan cuenta. Muchas veces estas lesiones se infectan y debido a la pobre circulación sanguínea y la disminución en el sistema inmune que muchas veces presentan los diabéticos, progresan y terminan en amputaciones.

- Complicaciones macrovasculares (vasos sanguíneos más grandes) En este grupo, la complicación más común es la enfermedad de las arterias coronarias que son las arterias que le suplen sangre al corazón, pudiendo provocar un infarto al corazón. Cabe recalcar que la enfermedad cardiaca es la primera causa de muerte en el mundo y esta condición es mucho más común en pacientes diabéticos.

Hemos descrito brevemente las complicaciones más comunes en pacientes diabéticos. Una dieta baja en carbohidratos resulta ser un recurso excelente para mantener bajo control los niveles de glucosa. Los estudios científicos muestran que una dieta baja en carbohidratos mejora el control de la glucosa, reduce el uso de medicamentos y disminuye marcadamente la hemoglobina glicosilada, lo cual disminuye grandemente las complicaciones microvasculares y macrovasculares que describimos anteriormente.

51. ¿Qué es cetoacidosis diabética?

La cetoacidosis diabética, es una condición seria y potencialmente fatal. Se presenta mayormente en diabéticos tipo 1. Generalmente esto es precipitado por uno de dos factores. El primer factor que puede predisponer a esta condición es que la persona deje de usar la insulina. Este segundo factor es que la persona esté pasando por algún estrés que aumente su requerimiento de insulina (ejemplo: una infección o un infarto cardiaco) y no se aumente la dosis de insulina. Por lo tanto, como podemos ver el factor precipitante para cetoacidosis diabética, es una deficiencia de insulina en un diabético tipo 1. Cuando esta condición ocurre, la persona esta críticamente enferma. Entre los signos y síntomas se encuentran:

- Una glucosa muy elevada en sangre (generalmente mayor de 250 mg/dl).
- La sangre esta ácida (el pH de la sangre está bajo, generalmente menor de 7.3).
- Puede presentar letargia, dificultad para respirar o dolor abdominal.
- Hay cuerpos cetónicos presentes en la sangre en un rango de mayor de 15mmo/L.

Esta es una condición que si no es atendida con prontitud puede causar la muerte. Por esta razón es de suma importancia para los diabéticos tipo 1 ser responsables con la administración de sus dosis de insulina y en caso de algún estresor, como por ejemplo: una infección, algún estrés emocional, o un infarto al corazón, estar en contacto con tu medico porque quizás se necesite aumentar transitoriamente tu dosis de insulina. El tratamiento de esta condición va dirigido a la hidratación agresiva y reemplazo de insulina.

52. ¿Puede una dieta baja en carbohidratos predisponer o producir cetoacidosis diabética?

La respuesta corta a esta pregunta es que una dieta baja en carbohidratos no predispone o puede causar cetoacidosis. Como discutimos en la pregunta anterior, lo que provoca una cetoacidosis en un paciente diabético tipo 1 es la deficiencia de insulina. Esta condición médica se caracteriza por una producción altísima de cetonas, generalmente el betahidroxibutirato es mayor a 15mmol/L, la sangre está ácida (pH menor de 7.3), el nivel de glucosa en sangre es alto (generalmente mayor de 250mg/dl), la deshidratación es severa y el bicarbonato en sangre es bajo. Ninguna de estas características se ven en un paciente que esté haciendo una dieta baja en carbohidratos.

La confusión puede deberse a que muchas veces en las dietas bajas en carbohidratos, si se restringe lo suficiente el consumo de carbohidratos, las grasas se convierten en la principal fuente de energía. En este proceso, nuestro hígado produce cuerpos cetónicos, que resultan beneficiosos para nuestra salud porque son una excelente fuente de energía para nuestro cerebro. Sin embargo, el nivel de cetonas es muy diferente en una cetoacidosis diabética (más de 15mmol/L de betahidroxibutirato que es la principal cetona en la sangre) en comparación con una cetosis nutricional producida por una dieta baja en carbohidratos (0.5- 5 mmol/L de betahidroxibutirato).

53. Doctor, ¿podría resumir las diferencias entre cetoacidosis diabética y cetosis nutricional?

A continuación, les presento una tabla con las diferencias entre cetosis nutricional y cetoacidosis diabética.

	Cetosis nutricional	Cetoacidosis diabética
pH en sangre	Rango Normal	Ácida, menor de 7.3
Glucosa	Normal	Muy elevada
Nivel de BHB	0.5-5mmol/L	Más de 15mmol/L
Estados de hidratación	Normal	Deshidratación severa
Causa	Restricción de carbohidratos en la dieta	Deficiencia de insulina

HISTORIAS REALES

Mariana es una mujer de 30 años de edad que a los 9 años fue diagnosticada con diabetes tipo 1. Desde ese momento en adelante, estuvo utilizando inyecciones de insulina para controlar su condición. Hoy día es enfermera de profesión y atiende, con mucha disciplina, su tratamiento. Aun así, en los últimos 3 años su diabetes ha estado fuera de control; su endocrinólogo había tenido que aumentarle las dosis de insulina y ni aun así lograba estabilizarla. Llegó a mi oficina con una hemoglobina glicosilada (A1C) en 12.2%, lo cual indicaba muy pobre control de su diabetes, a pesar de estar usando 60 unidades de insulina al día divididas en 4 inyecciones. Ese día le expliqué cómo realizar una dieta baja en carbohidratos y le expliqué, además, los posibles beneficios que podría tener para mejorar su condición. Ese mismo día Mariana comenzó a contabilizar los carbohidratos. Al cabo de 4 meses había logrado bajar su hemoglobina glicosilada de 12.2% a 7.1%, lo que indica que estaba en mejor control de su diabetes y en menor riesgo de las complicaciones por la diabetes a largo plazo. Con la dieta, Mariana solo utilizaba una tercera parte de la insulina que se inyectaba antes de hacer cambios en su alimentación. En otras palabras, ahora tenía mejor control de su diabetes con menor medicación. Ahora Mariana educa a otros diabéticos sobre cómo usar la restricción de carbohidratos como una estrategia para mejorar su diabetes.

SÍNDROME METABÓLICO

54. Doctor, he escuchado que hoy día hay una epidemia de síndrome metabólico, pero no entiendo bien este concepto. ¿Podría explicarlo?

El síndrome metabólico es un conjunto de trastornos que se reconocen mediante examen físico y pruebas de laboratorios. El síndrome aumenta el riesgo de padecer de enfermedad cardiovascular y diabetes tipo 2. Con tres de estos cinco hallazgos, ya se puede hacer un diagnóstico de síndrome metabólico:

- El aumento en el diámetro abdominal.
- El aumento en la presión arterial.
- La lipoproteína de alta densidad (HDL) baja, menos de 40mg/dL en hombres o menos de 50mg/dL en mujeres.
- Un nivel de triglicéridos altos (más de 150mg/dL).
- Un nivel de glucosa elevado (más de 100mg/dL) o datos que sugieran resistencia a la insulina.

Tener síndrome metabólico se traducirá en tener niveles altos de inflamación constante. Múltiples estudios muestran que las personas con síndrome metabólico tienen niveles elevados de proteína C reactiva (CRP) e interleucina 6, ambos marcadores de inflamación. La inflamación aumenta el riesgo de la mayoría de las condiciones crónicas comunes, en especial enfermedades cardiovasculares.

En resumen, tener síndrome metabólico, aumenta el riesgo de varias enfermedades, en especial enfermedad cardiovascular y diabetes tipo 2, pero también aumenta el riesgo de padecer de enfermedad del hígado, de cáncer de hígado, de enfermedades del riñón, de ovario poliquístico, de tener apnea obstructiva del sueño y de artritis. (72)

55. ¿Cuál es la causa del síndrome metabólico?

En este punto, los científicos parecen estar de acuerdo en que la causa del síndrome metabólico es la resistencia a la insulina y la hiperinsulinemia o insulina alta. (36)

56. ¿Puede una dieta baja en carbohidratos revertir el síndrome metabólico?

Sí; una dieta baja en carbohidratos es capaz de revertir la causa del síndrome metabólico que es resistencia a la insulina. Una dieta baja en carbohidratos ha probado que mejora cada uno de los componentes del síndrome metabólico. (31,72) Una dieta baja en carbohidratos:

- Aumenta la lipoproteína de alta densidad (HDL).
- Disminuye marcadamente los triglicéridos.
- Disminuye la presión arterial.
- Disminuye el diámetro de la cintura.
- Disminuye los niveles de glucosa en sangre y es capaz de revertir la resistencia a la insulina.

57. ¿En cuánto tiempo una dieta baja en carbohidratos puede revertir el síndrome metabólico?

El tiempo en revertir o mejorar el síndrome metabólico varía de persona a persona y depende de varios factores como la disciplina en la nutrición, el grado de restricción de carbohidratos y la severidad de los síntomas. Pero es común ver que los pacientes revierten o mejoran marcadamente el síndrome metabólico en tan solo 3 meses. Ahora bien, es importante aclarar que no es solo llevar una dieta, es modificar un estilo de vida a largo plazo, esto incluye nutrición y actividad física. (31, 72)

UN ESTUDIO CLÍNICO HISTÓRICO...

En el 2019, un grupo de médicos residentes en Medicina de Familia se acercaron a mí con el objetivo de realizar un estudio sobre la aplicación de dietas bajas en carbohidratos o cetogénicas en pacientes hispanos (específicamente puertorriqueños) con diagnóstico de síndrome metabólico. Inmediatamente pusimos manos a la obra. Tuve el honor de trabajar con un excelente grupo de profesionales que incluían al Dr. Michael Angulo, la Dra. Paola Daza, la Dra. Isamar Caro (médicos residentes de medicina de familia) y la Dra. Brenda Ríos, psicóloga clínica. Juntos, nos embarcamos en lo que sería probablemente uno de los primeros estudios clínicos sobre la aplicación de dietas bajas en carbohidratos/cetogénicas en pacientes hispanos con síndrome metabólico.

En el estudio reclutamos al azar pacientes que tuvieran diagnóstico de síndrome metabólico (ver pregunta 54). Estos pacientes padecían en su mayoría de diabetes tipo 2 y obesidad. El estudio consistía en tomar el peso, las medidas antropométricas y en realizarles análisis de laboratorios antes de comenzar. Luego, los pacientes se comprometían a seguir una dieta baja en carbohidratos (una dieta cetogénica) por 12 semanas, al cabo de las cuales se les repetían medidas, peso y laboratorios. Hubo una reunión semanal con los participantes durante el primer mes; luego nos reuníamos 2 veces al mes durante los dos meses finales del estudio. En cada reunión se les ofrecieron conferencias sobre cómo llevar a cabo una dieta baja en carbohidratos y se contestaron todas las dudas que fueron surgiendo.

Al cabo de estas doce semanas, los resultados fueron sorprendentes; les voy a ofrecer un resumen de nuestros hallazgos.
- Los pacientes perdieron un 7.7% del peso corporal en promedio.
- Perdieron grasa abdominal.
- Disminuyeron marcadamente sus triglicéridos.
- Disminuyeron su hemoglobina glicosilada (A1C).
- Disminuyeron su insulina en ayuna y su HOMA-IR.
- Disminuyeron la razón de triglicéridos / HDL.
- Disminuyeron la razón de cintura / estatura.

Con este estudio comprobamos que, en tan solo doce semanas, los participantes eran más saludables y la mayoría había revertido su resistencia a la insulina. Esta investigación fue publicada en la Revista Medicina y Salud Pública el 31 de agosto del 2020.

ALZHEIMER

58. ¿Qué es la demencia por Alzheimer?

La demencia por Alzheimer es una enfermedad neurodegenerativa que usualmente afecta a individuos de más de 60 años, aunque cada día es más común ver gente más joven afectada por esta condición, que afecta aproximadamente a 37 millones de personas en el mundo y cuya incidencia va en aumento. Los síntomas más comunes son la pérdida de memoria, la pérdida en la habilidad cognoscitiva y de análisis, el aislamiento, la dificultad para realizar actividades cotidianas y la disminución en la habilidad para comunicarse. Generalmente comienza como un problema de memoria, como no recordar dónde dejamos las llaves del vehículo o dejar la estufa encendida, y progresa lentamente hasta no poder realizar las actividades básicas del diario vivir como bañarse o peinarse. En su etapa final, el paciente queda postrado en cama y no es capaz ni tan siquiera de alimentarse por sí mismo. Es una condición muy triste, no solo para la persona que la padece, sino también para sus seres queridos y sus cuidadores Yo siempre recuerdo la hija de uno de mis pacientes con Alzheimer, que un día me dijo entre lágrimas: "Esta es una enfermedad muy triste, mi mamá está postrada en cama, la alimentamos por un tubo que va a su estómago, ya no sabe ni quien soy…es como si su cuerpo estuviese ahí, pero ella hubiese dejado de existir".

59. ¿Qué causa la demencia por Alzheimer?

La causa de esta enfermedad no se sabe con exactitud. Ahora bien, uno de los factores de riesgo más grandes para que se desarrolle es tener resistencia a la insulina e hiperinsulinemia (ver pregunta 63 y 65). (42) Por esta razón, los individuos con diabetes tipo 2 (que es producida precisamente por la resistencia a la insulina) tienen una probabilidad 10 veces mayor de padecer de Alzheimer que una persona sin diabetes. La relación entre resistencia a insulina e hiperinsulinemia con Alzheimer es tan fuerte que algunos científicos le llaman al Alzheimer diabetes tipo 3. En el Alzheimer hay una crisis de energía en las neuronas, ya que pierden la habilidad de usar la glucosa como fuente de energía, situación provocada muy probablemente por la resistencia a la insulina.

En resumen, a pesar de que la causa exacta del Alzheimer se desconoce, si sabemos que tener resistencia a insulina e hiperinsulinemia es un factor de riesgo gigante para esta condición. Por lo tanto, si usted o un ser querido tiene algún hallazgo que sugiera resistencia a insulina como: acantosis nigricans, aumento de grasa en el área abdominal, glucosa elevada, insulina elevada, hemoglobina glicosilada elevada o triglicéridos elevados, está a riesgo de padecer demencia por Alzheimer.

60. Doctor, tengo un fuerte historial familiar de Alzheimer. Mi mamá comenzó con demencia por Alzheimer a los 50 años y mi papá a los 54. Mi pregunta es: ¿Una dieta baja en carbohidratos podría ayudarme a disminuir el riesgo de padecer esta enfermedad?

Definitivamente tienes un riesgo elevado de padecer esta enfermedad por tu historial familiar. Una dieta baja en carbohidratos es una excelente estrategia para disminuir el riesgo de desarrollarla, por varias razones que voy a mencionar y explicar brevemente:

- *Mejora la resistencia a la insulina y la hiperinsulinemia*
  La resistencia a la insulina y la hiperinsulinemia es probable que sean uno de los factores de riesgo más importantes para desarrollar esta enfermedad. Las dietas bajas en carbohidratos han probado una y otra vez revertir la resistencia a insulina. (42)

- *Ayuda a alcanzar un peso saludable*
  La obesidad es otro factor de riesgo importante para desarrollar esta enfermedad y una dieta baja en carbohidratos es una buena alternativa para bajar de peso.

- *Mejora la función de la mitocondria*
  La mitocondria es un organelo dentro de la célula que se encarga de la producción de energía. En el Alzheimer y en otras enfermedades neurodegenerativas como el Parkinson, la mitocondria no funciona de forma correcta y su producción de energía es deficiente. Las dietas bajas en carbohidratos han probado en estudios científicos que mejoran la función de la mitocondria e inclusive estimulan el crecimiento de mitocondrias nuevas (biogénesis mitocondrial). (62)

- *Disminuye la inflamación*

  Uno de los problemas que se observan en el Alzheimer es la presencia de niveles de inflamación elevados y el aumento en radicales libres derivados del oxígeno. Una dieta baja en carbohidratos ha probado disminuir la inflamación y disminuir la producción de radicales libres.

- *Brinda otra fuente de combustible para las neuronas*

  Las dietas bajas en carbohidratos promueven la formación de cetonas que son una fuente de energía alterna a la glucosa para las neuronas. En el Alzheimer, las neuronas, debido a la resistencia a la insulina, pierden la habilidad de usar glucosa como fuente de energía, pero retienen la habilidad de usar cetonas como fuente de energía. Una dieta lo suficientemente baja en carbohidratos hace que los niveles de insulina bajen, lo cual le permite al cuerpo usar grasa como principal fuente de energía. Como parte de ese proceso, el hígado produce cetonas (betahidroxibutirato, acetoacetato) que son un combustible excelente para las neuronas (las células del cerebro y del sistema nervioso) y para otras células del cuerpo. Una dieta baja en carbohidratos eleva los niveles de cetonas y brinda a las neuronas otra alternativa de combustible.

Como puedes ver, una dieta baja en carbohidratos puede ser muy beneficiosa para una persona con riesgo alto de padecer de Alzheimer o que ha presentado comienzos de deterioro cognoscitivo o de memoria. Mientras más temprano se comience una dieta baja en carbohidratos, mejores resultados se podrán obtener a largo plazo.

61. ¿Qué otros factores además de la dieta podrían disminuir el riesgo de Alzheimer?

Definitivamente, además de una buena nutrición los cambios en el estilo de vida disminuyen grandemente el riesgo de padecer de Alzheimer. En especial quiero mencionar dos:

- *Ejercicio*

  La evidencia científica lo comprueba; la práctica de ejercicios físicos disminuye hasta en un 45% el riesgo de padecer Alzheimer. Cuando nos ejercitamos no solo mejoramos nuestra condición física, sino también las funciones de nuestro cerebro.

- *Entrenamiento cognitivo*

Los estudios científicos muestran que aprender cosas nuevas y mantener nuestro cerebro trabajando, disminuye el riesgo de padecer Alzheimer. Actividades como leer, practicar juegos de mesa, ejercicios de busca palabras, el *sudoku*, aprender a tocar un instrumento musical o aprender un nuevo idioma, ponen nuestro cerebro a trabajar y esto disminuye el riesgo de padecer esta enfermedad.

Ejercitarse a diario y mantenerse toda la vida aprendiendo cosas nuevas son los mejores preventivos para el Alzheimer y la pérdida de memoria.

62. Mi mamá tiene Alzheimer, ya no recuerda cosas tan básicas como si cierra o no la puerta; a veces ni me reconoce. ¿Hay algún suplemento alimentario que le pueda ayudar a mejorar sus síntomas?

En este caso mi recomendación sería primeramente intentar una dieta baja en carbohidratos, de tal forma que aumente la producción de cetonas en la sangre y, de esta forma, que pueda tener un combustible alternativo para las células del cerebro. Además de la dieta, se podría suplementar su alimentación con ácidos grasos de cadena medianas (MCT oils). Estos ácidos grasos pasan directamente del tracto gastrointestinal al hígado y aumentan la producción de cetonas. Se encuentran en alimentos como el aceite de coco, pero se puede comprar como suplemento en polvo o en aceite. Para algunas personas, estos suplementos pueden causar inicialmente un poco de malestar estomacal, por eso mi recomendación es que comience con una dosis baja de 2 a 5 gramos que irá aumentando hasta llegar a 10 gramos al día.

RESISTENCIA A LA INSULINA

63. ¿Qué es la resistencia a la insulina?

Resistencia a insulina se define como una respuesta subóptima a la acción de la insulina. La insulina es una hormona que secretan las células beta del páncreas. Tiene muchas funciones (por eso, muchos científicos la llaman la hormona maestra), entre ellas mantener niveles adecuados de glucosa en sangre. Estas funciones las lleva a cabo a través de la interacción con su receptor en la superficie de la célula. Hay resistencia a la insulina cuando el receptor ya no responde igual. Cuando esto ocurre, generalmente nuestro páncreas compensa secretando aún más insulina. Entonces, se presentan dos problemas endocrinológicos (hormonales) que generalmente ocurren juntos: la resistencia a la insulina y la hiperinsulinemia, que significa insulina elevada. Hoy día, la resistencia a insulina y la hiperinsulinemia han alcanzado niveles de epidemia, y se cree que 2 de cada 3 personas tienen en algún grado esta condición. Esto es alarmante porque predispone (y está implicada en el desarrollo) a la mayoría de las condiciones comunes que afectan la sociedad moderna como: obesidad, enfermedades cardiovasculares, síndrome metabólico, accidentes cerebrovasculares, demencias como el Alzheimer e inclusive algunos tipos de cáncer. (3, 16, 18)

64. ¿Que causa la resistencia a la insulina?

La causa exacta de la resistencia a la insulina se desconoce, pero sí hay ciertos factores importantes que se han identificado, que muy probablemente estén implicados en su desarrollo. Les voy a mencionar algunos:

- Consumo de azúcares y comidas altas en carbohidratos.
- Aumento de grasa en el área abdominal. (1, 67)
- Deposición de grasa en el hígado (hígado graso).

La historia de la mayoría de las personas con resistencia a la insulina y con hiperinsulinemia es esta:

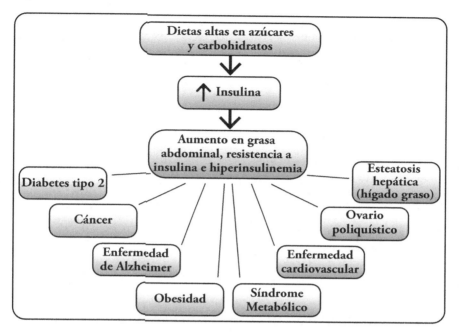

65. ¿Cómo yo sé si tengo resistencia a la insulina?

Esta es una excelente pregunta. Es muy importante saber si tenemos resistencia a la insulina porque como vimos en el diagrama anterior, nos predispone a padecer la mayoría de las enfermedades comunes de la sociedad moderna. (16, 18) Los datos clínicos y de laboratorios que podrían sugerir que tienes resistencia a la insulina son:

- Aumento en el diámetro abdominal.
- Presentar glucosa en ayuna alta (mayor de 100 mg/dL)
- Presentar HDL bajo (menor de 40mg/dL en un hombre o menor de 50mg/dL en una mujer).
- Tener acantosis nigricans. (ver pregunta 67)
- Presentar nivel de insulina elevado en ayuna (mayor de 8 mU/L)
- Presentar una razón de cintura/estatura mayor de 0.5. (ver pregunta 23)
- Tener una razón de triglicéridos/HDL mayor de 3.

66. ¿Por qué es importante saber si tengo resistencia a la insulina?

Es de suma importancia saber si tienes esta condición porque predispone y está ligada al desarrollo de muchas enfermedades que son potencialmente fatales como:

- Enfermedad cardiovascular
- Enfermedades del hígado.
- Varios tipos de cáncer como cáncer de seno, útero, colon y próstata.
- Enfermedad de Alzheimer.
- Ovario poliquístico.
- Infartos cerebrales (*Strokes*).
- Síndrome metabólico.
- Diabetes tipo 2.
- Depresión y ansiedad.
- Enfermedad del riñón.

67. Doctor, tengo una coloración oscura en el cuello y unas lesiones que parecen verrugas: ¿qué será?

Esta condición se llama Acantosis nigricans. Esta es una afección cutánea (de la piel) que se caracteriza porque la piel se oscurece (hiperpigmentada) y se vuelve más gruesa, lo que podría dar la impresión de que se tienen verrugas. Puede aparecer en la parte posterior y en los laterales del cuello, en las axilas, en la ingle y en otros lugares del cuerpo. Esta condición es causada por la hiperinsulinemia y la resistencia a la insulina. Por esta misma razón, tener Acantosis nigricans está estrechamente ligado a padecer obesidad, diabetes tipo 2 y ovario poliquístico. (70)

68. ¿La resistencia a la insulina se puede revertir?

Tengo una buena noticia; la resistencia a insulina se puede revertir. Ahora bien, la forma de revertirla consiste en hacer cambios en el estilo de vida. Te voy a mencionar las intervenciones más importantes para revertir esta condición:

- Lleva una dieta baja en carbohidratos (este es el factor más importante).
- Aumenta la actividad física.
- Duerme entre 7 a 9 horas diarias.

Si hay un mensaje que quiero dejar claro en este libro es que la resistencia a la insulina y la hiperinsulinemia son el origen por el cual ocurren la mayoría de las enfermedades comunes que tratan los médicos. Estas condiciones son reversibles cuando haces cambios en tu estilo de vida. Cuida lo que comes, muévete más y duerme mejor. ¡Así que ánimo! Tú puedes comenzar a revertir la resistencia a la insulina simplemente tomando la decisión correcta en tu próxima comida.

69. Doctor, tengo mucha Acantosis nigricans en el cuello y en la cara, lo que me ha causado mucho complejo; inclusive, no me atrevo ni a salir a la calle. ¿Una dieta baja en carbohidratos podría mejorarme?

Sí. Una dieta baja en carbohidratos revierte la resistencia a insulina y estas lesiones deben mejorar, como lo he visto en mi práctica médica. Los pacientes que modifican su estilo de vida y adoptan una dieta baja en carbohidratos para controlar su diabetes o bajar de peso, descubren que su Acantosis nigricans mejora y hasta en muchos casos desaparece. (70)

70. Doctor: he escuchado que a los pacientes con resistencia a la insulina se les hace más difícil perder peso; ¿es esto cierto?

Sí, es cierto. Tener resistencia a la insulina hace que el bajar de peso sea más lento. Por lo tanto, es necesario ser constante y disciplinado a largo plazo. Ahora bien, el hecho de que la bajada en peso sea lenta no significa que la mejoría en salud sea lenta, al contrario. Las personas que tienen resistencia a la insulina tienden a tener mejoría en salud en las primeras semanas de comenzar una dieta baja en carbohidratos. Mejoran su estado de ánimo, controlan su presión arterial, mejoran el control de la glucosa y disminuyen la inflamación. Además, como siempre les digo a mis pacientes, el peso no es el número más importante, hay números muchísimos más importantes como el diámetro de la cintura y la razón de cintura/estatura.

Siempre recuerdo a Ivelisse, una paciente de 52 años, que presentaba un cuadro clínico de obesidad, resistencia a la insulina y diabetes tipo 2. Pesaba 200 libras para una estatura de 62 pulgadas; tenía gran cantidad de grasa en el área abdominal y usaba 40 unidades de insulina al día para su diabetes. Siempre recuerdo que al cabo de un año había bajado solo 15 libras, lo que la hacía sentir frustrada. Recuerdo que le dije: "Ivelisse, quiero que te olvides del peso y que te concentres en el cuadro general de tu salud". Le hice ver que a un año de haber comenzado un nuevo estilo de vida siguiendo una dieta baja en carbohidratos, había bajado 2 tallas en su ropa, ya no usaba insulina, estaba haciendo ejercicios y se sentía mucho más feliz. Lo entendió; lo pude ver en su hermosa sonrisa. Se quedó pensando y me dijo: "Verdaderamente este ha sido el mejor logro que he tenido en este año". Esta historia nos recuerda que el éxito no se mide en libras o kilos; se mide en salud.

EL ASMA

71. ¿Qué es asma?

El asma es una enfermedad del sistema respiratorio que se caracteriza por episodios de falta de aire, tos, sensación de presión y ruidos sibilantes en el pecho. Lo causa la inflamación crónica de los bronquios. Actualmente afecta a más de 300 millones de personas en el mundo y su incidencia está aumentando.

72. Doctor, he aumentado aproximadamente 20 libras en los últimos dos años. Hace uno que mi asma está fuera de control. Le pregunto si bajar de peso me podrá ayudar a controlar el asma

El control del peso es muy importante en una persona que padece de asma. A mayor peso, aumentan las posibilidades de que una persona que no sea asmática desarrolle la condición; lo mismo que una persona que sí la tenga pase por muchas exacerbaciones de su asma y que su condición este fuera de control. He visto en mi práctica como neumólogo que muchas personas adultas desarrollan asma luego de haber aumentado mucho su peso. Las razones para esto pueden ser varias, pero hay dos que son las más importantes.

La primera es que el paciente desarrolla inflamación en los bronquios porque la grasa acumulada en el área abdominal produce unas sustancias llamadas citoquinas que provocan inflamación. Estas citoquinas pueden viajar por el torrente sanguíneo y crear inflamación en los bronquios. La segunda es que con la obesidad disminuye el volumen de aire que puede acomodar el pulmón, lo que puede precipitar el asma. Para complicar el cuadro, los estudios científicos demuestran que los pacientes obesos no responden de forma adecuada a los medicamentos para el asma, por lo tanto, requieren mucha más medicación, tienen mayores probabilidades de ser hospitalizados por asma y mayor probabilidad de morir por complicaciones de la enfermedad.

Es muy alentador saber, por otro lado, que hay estudios científicos que demuestran que con solo bajar de 5 a 10% del peso, el asma mejora grandemente. Al bajar de peso, los síntomas de asma disminuyen y la necesidad de medicamentos es mucho menor. Una dieta baja en carbohidratos es ideal para tratar esta condición porque al eliminar los azúcares en la dieta, baja la grasa abdominal y disminuye la inflamación bronquial que es lo que provoca los episodios asmáticos. (11, 21, 22, 26, 50)

HISTORIAS REALES

Fabiola era una paciente de 40 años de edad y enfermera de profesión. Su historia era muy triste; había enviudado hacía cinco años y como consecuencia de una depresión, estaba comiendo sin control. Comenzó a ganar peso y, como consecuencia, el asma que padecía se recrudeció, lo que la llevó varias veces al hospital. La medicación con corticosteroides sistémicos, que son fármacos que se utilizan para tratar la inflamación de los bronquios, le provocó, como efecto secundario, aun mayor aumento de peso. En una de las visitas que me hizo como su neumólogo, conversamos sobre la relación que existe entre el peso y el control del asma. Le recomendé que iniciara una dieta baja en el consumo de carbohidratos. La acogió con mucho interés. A las tres semanas notó que ya no dependía tanto del inhalador de rescate, lo que la motivó más a continuar con su nuevo régimen nutricional. Dos años más tarde, Fabiola pesa 110 libras menos y no ha vuelto al hospital para tratarse por una exacerbación del asma.

SÍNDROME DE OVARIO POLIQUÍSTICO (PCO)

73. ¿Qué es el ovario poliquístico?

El síndrome de ovario poliquístico es uno de los desórdenes endocrinológicos más comunes en las mujeres. Afecta del 5 al 12% de las mujeres y es una de las causas más frecuentes de infertilidad. Esta condición se caracteriza por menstruaciones irregulares o ausentes, aumento en grasa abdominal, acné, infertilidad y aumento en el vello corporal y facial, muchas veces en una distribución similar a la masculina. Las pruebas de laboratorio generalmente revelan que el ovario está produciendo exceso de testosterona, (que es la hormona sexual masculina). Los exámenes de imagen, en especial el sonograma transvaginal, muestra los ovarios con apariencia poliquística (múltiples quistes) y de ahí el nombre del síndrome.

El síndrome de ovario poliquístico no solo tiene efectos devastadores desde el punto de vista reproductivo, sino que aumenta grandemente el riesgo de otras condiciones como la enfermedad cardiovascular, la esteatohepatitis, la diabetes tipo 2 y la apnea obstructiva del sueño. Además, las mujeres con esta condición tienen una mayor incidencia de depresión y ansiedad.

Esta condición también está estrechamente ligada a la resistencia a la insulina y a la hiperinsulinemia. Muchos médicos, incluyéndome, pensamos que no solamente están estrechamente ligados, sino que ambas tienen un rol central en el desarrollo de este síndrome. Generalmente, cuando la resistencia a la insulina mejora, todos los síntomas del síndrome de ovario poliquístico tienden a mejorar también. (45)

74. Doctor, mi ginecólogo me diagnosticó con ovario poliquístico. Esta condición hace mi vida miserable; tengo vellos en la cara, me sale mucho acné y no he podido quedar embarazada. ¿Una dieta baja en carbohidratos podría ayudarme a revertir estos efectos?

En mi opinión creo que una dieta baja en carbohidratos podría ser de gran ayuda para mejorar los síntomas de esta condición. La razón es que esta condición está caracterizada por tres factores muy importantes: obesidad central, resistencia a insulina/hiperinsulinemia y niveles elevados de inflamación. Una dieta baja en carbohidratos es una herramienta poderosa para combatir estos factores, por lo tanto, hace mucho sentido usar esta estrategia nutricional.

Hay un estudio científico del Dr. Mavropoulos y sus colaboradores en el que sometieron a una dieta cetogénica, por seis meses, a mujeres que presentaban un diagnóstico de síndrome de ovario poliquístico. Los investigadores las pusieron en un régimen de consumo máximo de carbohidratos de 20 gramos netos por día. Al cabo de 6 meses, las mujeres habían rebajado un 12% de su peso, mejoró la regularidad de su menstruación, mejoraron sus hormonas, bajó su producción de testosterona, mejoraron su resistencia a la insulina y su hirsutismo o exceso de vellos en el cuerpo. Este fue un estudio con pocas participantes, sin embargo, arroja muchas esperanzas, porque demuestra que una dieta baja en carbohidratos resulta efectiva como parte del tratamiento del síndrome de ovario poliquístico. (45)

ENFERMEDADES AUTOINMUNES

75. ¿Qué son enfermedades autoinmunes?

El término enfermedades autoinmunes se refiere a todas las condiciones causadas cuando nuestro sistema inmune, que generalmente se encarga de defendernos de bacterias, virus y otros agentes que nos pueden hacer daño, se "confunde" y ataca alguna parte de nuestro cuerpo. Algunos ejemplos de estas condiciones son la artritis reumatoide, el lupus, la enfermedad de Crohn, la colitis ulcerativa, la tiroiditis de Hashimoto y la esclerosis múltiple.

76. Doctor, fui diagnosticado con enfermedad de Crohn hace 4 años y esta condición ha limitado mi vida. ¿Una dieta baja en carbohidratos podría ser una alternativa para mí juntamente con el tratamiento convencional?

La enfermedad de Crohn es una enfermedad crónica en la cual el sistema inmune ataca el tracto gastrointestinal causando inflamación. Juntamente con la colitis ulcerativa se conocen ambas como las enfermedades inflamatorias del intestino. La diferencia entre las dos condiciones es que la colitis ulcerativa solo ataca el colon, mientras que el Crohn puede afectar todo el tracto gastrointestinal, desde la boca hasta el ano. Los síntomas de Crohn pueden variar, pero incluyen diarrea, dolor abdominal, sangrado al evacuar, disminución del apetito y vómitos. Como es una enfermedad autoinmune, en algunas ocasiones puede afectar otros sistemas como la piel y las articulaciones.

El tratamiento de esta enfermedad consiste en recetar medicamentos que disminuyen la inflamación y suprimen el sistema inmune. Algunos pacientes pueden llegar a necesitar cirugía para remover algún área del intestino que esté muy dañado.

Son varias las razones por las que una dieta baja en carbohidratos podría ser una opción para un paciente con esta condición. Veamos:

- Las dietas bajas en carbohidratos disminuyen inflamación.
- Las dietas bajas en carbohidratos generalmente eliminan la ingesta de maíz, trigo y arroz; por lo tanto, se disminuye el consumo de lectinas en la dieta, lo cual puede resultar efectivo cuando se tratan condiciones autoinmunes. (ver pregunta 77) (12)

- Una dieta baja en carbohidratos generalmente elimina alimentos procesados.

En la literatura científica hay un caso reportado de un joven de 14 años con diagnóstico de enfermedad de Crohn que realizó una dieta cetogénica. Gran parte de su alimentación consistía en la ingesta de grasa animal, carne, huevos y órganos animales. Este niño se monitoreaba en su misma casa para asegurarse de que estuviera en cetosis. Al término del estudio, el niño tuvo una mejoría sintomática significativa; sus marcadores de inflamación en sangre disminuyeron y pudo dejar los medicamentos para su condición.

A pesar de ser solo un caso en la literatura científica, este caso arroja un rayo de esperanza en cuanto al potencial de una dieta baja en carbohidratos, libre de alimentos procesados, para ayudar en el tratamiento de la enfermedad de Crohn. (68)

77. Usted ha mencionado que eliminar granos y legumbres podría ser de ayuda para personas con condiciones autoinmunes. ¿En qué se basa para decir esto?

Las lectinas son proteínas mayormente encontradas en granos como el trigo, maíz, avena y arroz, también en legumbres como las habichuelas y el maní. La función de estas proteínas es como defensa de depredadores como insectos y pájaros. Recuerden que si uno de estos depredadores se come el grano en la planta, esta no completa su ciclo reproductor. En otras palabras, los granos en la planta no tienen dientes ni garras para defenderse, pero tienen armas químicas para hacerlo.

Las lectinas en alimentos hechos de granos y legumbres como pan, pastas, cereales, galletas, etc. podrían afectar negativamente nuestra salud. Las tres razones por las cuales las lectinas pueden afectar negativamente nuestra salud son:

- Causan sobrecrecimiento de bacterias en el intestino. En el intestino siempre habitan bacterias, muchas de ellas beneficiosas para nuestra salud. Pero las lectinas causan sobrecrecimiento de poblaciones de bacterias como Escherichia Coli. Cuando existe esta sobrepoblación de bacterias algunas de ellas pueden ganar acceso desde el intestino al torrente sanguíneo y activar a nuestro sistema inmune.

- Aumento en la permeabilidad intestinal. Teóricamente todo lo que está dentro del tracto gastrointestinal está fuera del cuerpo. Una analogía que nos puede ayudar a entender ese concepto es un túnel que pasa por debajo de un lago de un lugar a otro. Los carros que están cruzando el túnel están fuera del lago, solamente están pasando por el túnel. El tracto gastrointestinal es como ese túnel, con la diferencia de que las células del borde del intestino delgado deciden qué dejan pasar dentro del cuerpo (al torrente sanguíneo) y que no debe pasar. Normalmente solo deja pasar nutrientes (aminoácidos, ácidos grasos, vitaminas, glucosa, etc.). Pero las lectinas producen un exceso de permeabilidad en la pared intestinal, y entonces dejan pasar proteínas que se supone que no lleguen al torrente sanguíneo. Por ejemplo, puede dejar pasar proteínas de bacterias, virus e inclusive de alimentos que se supone que no pasen al torrente sanguíneo, sino que se queden en el intestino para ser evacuados. Estas proteínas pueden tener estructuras similares a proteínas que normalmente ocurren en diferentes órganos de tu cuerpo. Estas proteínas podrían provocar al sistema inmune y nuestro sistema inmune "confundirse" y atacar proteínas normales de nuestro cuerpo creyendo que son extranjeros y que pretenden hacernos daños.
- Algunas lectinas pueden ser absorbidas y llegan al torrente sanguíneo; estas lectinas directamente provocan al sistema inmune y de esta forma producir enfermedades autoinmunes.

Los tres mecanismos mencionados, sobre-crecimiento de bacterias, aumento en la permeabilidad intestinal y absorción de lectinas son razones por las cuales alimentos hechos de granos y legumbres podrían resultar problemáticos para personas con enfermedades autoinmune. Mi consejo para los pacientes con condiciones autoinmunes es eliminar completamente los granos y legumbres por un mes y observar si hay mejoría clínica. Es un experimento personal, no hay nada que perder y mucho que ganar. La mayoría de mis pacientes con condiciones autoinmunes ven mejoría clínica de sus síntomas al eliminar los granos de la dieta. (12)

CONDICIONES PSIQUIÁTRICAS

78. ¿Cuán comunes son los problemas de ansiedad y depresión?

La depresión y la ansiedad son los desórdenes psiquiátricos más comunes en la sociedad moderna. Se estima que, en los Estados Unidos, un 17% de la población tiene depresión, lo cual es alarmante. Algunos síntomas de depresión son pérdida de la sensación de placer, falta de interés, cambios en patrones de sueño (hipersomnia o insomnio), baja energía, pobre concentración y pensamientos de culpa o desesperanza.

La ansiedad, por otro lado, es más común en mujeres que en hombres. Los síntomas incluyen síntomas físicos como fatiga, falta de aire, y dolor de pecho además de preocupación constante e irritabilidad. Estas dos condiciones, ansiedad y depresión, coexisten en muchas personas. Se estima que casi el 50% de los que tienen diagnósticos de depresión también tienen diagnóstico de ansiedad.

79. Doctor, en una ocasión lo escuché hablar sobre cómo sus pacientes, cuando cambiaban sus hábitos alimentarios, mejoraban su salud física y su salud emocional. ¿Podría abundar sobre eso?

Es frecuente encontrar en los pacientes con problemas crónicos de salud, como podrían ser el asma, la diabetes, la obesidad o el síndrome metabólico, que padezcan también de ansiedad y depresión. En estos pacientes, cuando cambiamos su estilo de vida, en especial cuando implementamos una dieta baja en carbohidratos, adecuada en proteínas y alta en grasas saludables, su salud comienza a mejorar. Pero algo hermoso ocurre simultáneamente; los pacientes se ven más felices. Los problemas de ansiedad y depresión mejoran, hasta el punto de que muchos de mis pacientes han podido disminuir y hasta eliminar sus medicamentos para la ansiedad y la depresión. En mi opinión, lo que provoca esta mejoría emocional son dos factores:

- Las dietas bajas en carbohidratos bajan la inflamación. La mayoría de mis pacientes crónicamente enfermos tienen niveles de inflamación elevados que mejoran con una dieta adecuada. Está bien documentado en la literatura científica que niveles altos de inflamación se asocian a depresión y ansiedad. Por lo tanto, se espera que al disminuir la inflamación el ánimo mejore.

• Las dietas bajas en carbohidratos aumentan los niveles de serotonina y dopamina, dos neurotransmisores comúnmente deficientes en pacientes con depresión y ansiedad.

Siempre recuerdo el caso de Petra, una paciente de 48 años que sufría de obesidad y diabetes. Utilizaba 20 unidades de insulina al día. Sufría además de depresión mayor y utilizaba 2 medicamentos para esta condición. A esto le añadimos que padecía de ansiedad y tenía que usar benzodiazepinas (medicamentos que se usan para síntomas de ansiedad, que al mismo tiempo provocan sueño y pueden crear adicción) diariamente. Llegó a mi oficina y en su rostro se podían percibir su tristeza y su desesperanza. En su primera cita, no dejaba de llorar; inclusive me confesó que deseaba morir. Aquel día, decidimos hacer un cambio en su estilo de vida. Comenzamos a trabajar una dieta baja en carbohidratos y un mes más tarde comenzamos un régimen de ejercicios 4 veces por semana. Durante cada cita yo veía cómo mejoraba físicamente y también cómo su ánimo mejoraba. Al cabo de un año, había bajado 70 libras, ya no usaba insulina y su diabetes estaba en remisión. Pero no solo eso, era una mujer feliz, llena de energía y ya no usaba ningún medicamento para su ansiedad y su depresión. (13)

HISTORIAS REALES

Mayra es una mujer de 58 años que llegó a mi oficina con múltiples problemas médicos. Estaba obesa, pesaba 265 libras para una estatura de 5 pies 3 pulgadas. Tenía dos condiciones autoinmunes que le causaban mucho dolor en las articulaciones, artritis reumatoidea y psoriasis. El dolor en las articulaciones era tanto que apenas podía caminar algunos pasos. También padecía de ansiedad y tenía frecuentes ataques de pánico para los cuales tenía que usar medicamentos. En total, usaba 8 medicamentos al día para todas sus condiciones. Con lágrimas en sus ojos, el primer día que nos conocimos me dijo que no quería seguir viviendo así. Ese mismo día decidimos comenzar un nuevo estilo de vida. Comenzó una dieta baja en carbohidratos con el propósito de disminuir la grasa abdominal y la inflamación. Mayra fue una paciente muy disciplinada con su tratamiento nutricional. En cada visita yo podía ver cómo no solo perdía peso, sino que todas sus condiciones de salud mejoraban. Al cabo de 18 meses había bajado 78 libras, ya estaba en talla 16, cuando antes era 24 y había logrado eliminar todos sus medicamentos. Sus dolores en las articulaciones mejoraron tanto que hoy camina entre 5 a 8 km todos los días. En su última visita me confesó que llevaba más de un año sin ansiedad y sin ataques de pánico. Es impresionante ver cómo mejoran los problemas de ansiedad cuando hacemos cambios correctos en la nutrición.

APNEA DEL SUEÑO

80. ¿Qué es apnea obstructiva del sueño?

La apnea obstructiva del sueño es una condición causada por el colapso de la vía aérea superior durante el sueño. Esto puede ocurrir hasta cientos de veces durante la noche. Cuando la vía aérea superior colapsa, ocurre lo que se conoce como una apnea obstructiva, que no es otra cosa que dejar de respirar por 10 segundos o más debido a esta obstrucción. Los síntomas que puede presentar esta condición son ronquidos fuertes, despertarse con falta de aire, tener mucho sueño durante el día, pobre concentración y pérdida de memoria. Muchas veces los síntomas los detecta quien duerme con el paciente, que se queja de los ronquidos fuertes y se asusta porque ve cuando la persona deja de respirar por varios segundos. Esta condición ha ido en aumento hoy día y afecta entre el 20 y 30% de los hombres y el 10 a 15% de las mujeres.

Los pacientes que padecen de apnea obstructiva del sueño sufren porque al no tener un sueño reparador, están todo el tiempo cansados, baja su productividad, disminuye la libido (deseo sexual) y se deprimen. Además, la apnea obstructiva del sueño aumenta el riesgo de sufrir enfermedad cardiovascular y aumenta el riesgo de accidentes al conducir vehículos de motor, ya que es común que estos pacientes se queden dormidos mientras manejan su automóvil.

El aumento en peso contribuye a que la vía aérea superior sea más estrecha y colapse con más facilidad. Por esta razón, según ha aumentado la epidemia de sobrepeso y obesidad, la incidencia de esta condición también ha aumentado grandemente. (54)

81. Tengo apnea obstructiva del sueño y uso la máquina de CPAP para dormir. Me gustaría poder dejar de usarla; ¿cree usted que una dieta baja en carbohidratos podría ayudarme?

Una máquina de presión positiva en las vías respiratorias, o CPAP, por sus siglas en inglés, es una máquina que produce presión positiva de aire, que entra por la vía aérea superior impidiendo que se cierre. El aire pasa por un tubo conectado a una máscara que se coloca en la cara del paciente. Las máscaras pueden ser de dos tipos: algunas solo cubren la nariz mientras que otras cubren tanto la nariz como la boca. La máquina de CPAP es el tratamiento principal para los pacientes que padecen apnea del sueño porque mejora su salud y sus síntomas. Aun así, resulta incómoda para muchas de las personas que tienen que utilizarla.

Una dieta baja en carbohidratos podría ser de mucha ayuda para estos pacientes porque permite bajar de peso, lo que mejora significativamente los síntomas y la gravedad de la apnea del sueño. En algunas personas, la mejoría es tanta que logran dejar de usar la máquina de CPAP y en otras, la mejoría no es tanta como para dejarla, pero sí logran bajar la presión de entrada de aire, lo que hace su uso mucho más llevadero. Una advertencia que debo hacer como especialista en medicina del sueño que soy. Nadie debe dejar de usar su máquina de CPAP o bajar la presión de aire recomendada sin consultar con su médico especialista en medicina del sueño.

HISTORIAS REALES

Wanda es una mujer de 35 de edad. Desde la adolescencia comenzó a aumentar de peso y ya a los 18 años tenía obesidad severa. Continuó aumentando de peso durante su adultez, lo que le provocó una condición llamada síndrome de hipoventilación por obesidad. En esa condición, el oxígeno en la sangre está muy bajo y el bióxido de carbono aumenta en la sangre. Su condición empeoró hasta que un día tuvo tanta dificultad para respirar que su familia tuvo que llamar a emergencias médicas en busca de atención. Los paramédicos atendieron la situación con diligencia; su nivel de oxígeno estaba muy bajo, y aun con la máquina de oxígeno, ya cerca del hospital, su corazón dejó de latir. Los paramédicos comenzaron el proceso de resucitación cardio-pulmonar. En ese momento yo estaba cerca de la sala de emergencias cuando los enfermeros me llamaron. Su corazón no latía, así que rápidamente decidimos pasarle un tubo hasta la tráquea para ayudarla a mejorar su oxigenación y continuamos por quince minutos el esfuerzo de resucitación cardio-pulmonar. Al cabo de los quince minutos ocurrió un milagro: su corazón volvió a latir. La trasferimos a la unidad de cuidado intensivo que yo dirijo. Al cabo de cuatro días, había mejorado hasta el punto de que le pudimos remover el tubo que le llevaba oxígeno a sus pulmones. De este momento en adelante, Wanda quedó dependiendo de un concentrador de oxígeno las 24 horas del día. Recuerdo que antes de darle de alta me senté en su cama de hospital y le pregunté qué pensaba hacer con la oportunidad que Dios le había regalado. Le expliqué la importancia de bajar de peso para poder revertir el síndrome de hipoventilación por obesidad que padecía. Luego de recibir el alta, comenzó una dieta baja en carbohidratos. Poco a poco comenzó a mejorar. Seis meses más tarde había bajado 42 libras y ya no necesitaba el concentrador de oxígeno. También su bióxido de carbono había vuelto a la normalidad. Al año de haber estado literalmente muerta por más de 15 minutos, había bajado 75 libras y su salud era excelente.

LA EPILEPSIA

82. ¿Qué es la epilepsia?

La epilepsia es un problema eléctrico del cerebro caracterizado por convulsiones espontáneas y recurrentes que afecta aproximadamente a 22 millones de personas en el mundo.

83. He escuchado que las dietas bajas en carbohidratos o cetogénicas pueden ser tratamiento o parte del tratamiento para tratar la epilepsia. ¿Cuál es el mecanismo por el que estas dietas disminuyen la frecuencia e intensidad de las convulsiones en los pacientes con epilepsia?

Una dieta cetogénicas, puede ser el tratamiento o formar parte del tratamiento en pacientes con epilepsia. Inclusive, antes de 1938, cuando salió al mercado el medicamento Dilantin, el medicamento más recetado en el mundo para epilepsia, las dietas cetogénicas eran primera línea de tratamiento para esta condición. En los últimos años se ha renovado el interés en este tipo de estrategia nutricional para el tratamiento de epilepsia.

Los estudios científicos muestran que las dietas cetogénicas son efectivas para disminuir más del 50% de las convulsiones en más del 50% de los pacientes que padecen esta condición. Tan pronto como en las primeras dos semanas, se puede ver su efecto.

No se conoce del todo cómo es que las dietas cetogénicas ayudan a reducir las convulsiones, pero sí se sabe lo siguiente:

- Los cuerpos cetónicos que nuestro hígado produce como parte de una dieta baja en carbohidratos pueden tener un efecto anticonvulsivo.
- Los cuerpos cetónicos disminuyen la secreción de glutamato, un neurotransmisor del cerebro. El exceso de secreción de este neurotransmisor se puede asociar a problemas neurológicos, incluyendo la epilepsia.
- También se ha postulado que los cuerpos cetónicos aumentan la síntesis de GABA, un neurotransmisor del cerebro que es inhibitorio, por lo tanto, se opone al glutamato.

- Las investigaciones también revelan que los cuerpos cetónicos activan los canales de potasio en la membrana de las neuronas lo cual hace menos probables las convulsiones.

Realizar una dieta cetogénica para tratar epilepsia requiere disciplina. Hay que mantenerle al paciente la ingesta de carbohidratos en un rango bien bajo, generalmente entre 10-20 gramos de carbohidratos netos al día. Esta estrategia nutricional trabaja mejor para convulsiones generalizadas, de todo el cerebro, que para convulsiones parciales o focales. Sin embargo, funciona extremadamente bien para ciertos tipos de epilepsia como los espasmos infantiles y el síndrome de Dravet. Si quieres conocer más sobre el uso de dietas cetogénicas para el tratamiento de epilepsia, te invito a entrar al sitio en internet de la Fundación Charlie (Charlie Foundation). (37, 39, 51)

EL CÁNCER

84. ¿Qué es cáncer?

El cáncer es una enfermedad caracterizada por la división anormal de las células, que se reproducen rápidamente y sin control. Un cáncer puede ocurrir en cualquier lugar del cuerpo. Aquí les voy a dar algunas definiciones importantes para entender un poco cuando se habla de cáncer.

* *Tumor maligno*
    Es un tumor que tiene la habilidad de invadir lugares distantes al tumor primario (metástasis). Generalmente, el término cáncer se usa para referirse a tumores malignos.

* *Tumor benigno*
    Es un tumor que no tiene la habilidad de invadir lugares distantes al tumor. Generalmente cuando provoca síntomas es porque ocupa espacio y puede comprimir las estructuras cercanas.

* *Carcinoma*
    Es un tipo de tumor maligno que se origina de células epiteliales. Las células epiteliales son las que cubren las superficies internas o externas de los órganos. Por ejemplo, un cáncer se puede originar en el epitelio que cubre el intestino grueso (colon) y se llamaría un carcinoma de colon. La mayoría de los cánceres más comunes como el del seno, el colon y el pulmón, en su gran mayoría, son carcinomas.

* *Sarcomas*
    Es un tumor maligno que se origina de tejido conectivo como huesos o músculo. Generalmente son tumores bien agresivos. Son mucho menos comunes que los carcinomas.

85. ¿Cuáles son los tipos de cáncer más comunes?

Los tipos de cáncer más comunes son el del pulmón, el colo-rectal, el de próstata y el del seno. Estos cuatro tipos de cáncer son los que provocan mayor letalidad por cáncer en el mundo. Una nutrición inadecuada, el sedentarismo, el fumar y la obesidad se consideran factores de riesgo importantes de desarrollar esta enfermedad. Se cree que estos cuatro factores de riesgo son responsables de dos terceras partes de los diagnósticos de cáncer.

86. ¿Cuáles son factores de riesgo para desarrollar cáncer?

Esta es una excelente pregunta. Te voy a mencionar brevemente cuáles son los factores de riesgo más importantes para el desarrollo del cáncer:

- *Tabaquismo (fumar)*
  Fumar es responsable del 21% de las muertes por cáncer en el mundo. Es el factor de riesgo más grande para el desarrollo del letal cáncer de pulmón. A esto habría que añadir que el cigarrillo aumenta el riesgo de otros tipos de cáncer, como el de la cavidad oral, de la cavidad nasal, la laringe, el esófago, el páncreas, el estómago y la vejiga urinaria. Un dato curioso es que la gente que fuma pierde en promedio 13 años de vida.

- *Sedentarismo*
  La falta de actividad física es un factor de riesgo para cáncer. Por el contrario, hacer actividad física disminuye el riesgo de cáncer, en especial el cáncer de colon y de seno.

- *Obesidad*
  Se ha estimado que la obesidad es responsable del 20% de todos los diagnósticos de cáncer. Tener obesidad o exceso de grasa en el cuerpo aumenta el riesgo de desarrollar cáncer de esófago, de estómago, de útero, de colon, de vesícula, de tiroides y de seno.

- *Dietas altas en azúcar y carbohidratos refinados*

- *Resistencia a la insulina y la hiperinsulinemia (Ver la pregunta 87)*

- *Alcohol*
  El consumo de alcohol se asocia a un aumento en el riesgo de cáncer de hígado, de seno, de esófago, de laringe y cáncer de la cavidad oral.

- *Virus del papiloma humano*

Este virus se asocia al desarrollo de cáncer del cuello del útero (cérvix), cáncer de genitales y del ano. Las prácticas sexuales seguras y la vacunación podrían disminuir este riesgo.

Cualquier persona puede recibir un diagnóstico de cáncer y recibirlo no es necesariamente una sentencia de muerte. La atención médica y el estado anímico del paciente son fundamentales para enfrentar con esperanza el futuro. Como pudimos ver, muchos de los factores de riesgo guardan relación con los estilos de vida. Creo firmemente que, si hacemos unos ajustes en nuestra dieta, si nos alimentamos adecuadamente, si nos ejercitamos, si buscamos descansos reparadores, si bajamos el estrés diario y evitamos hábitos tóxicos, podremos controlar los riesgos y disminuir la incidencia de esta triste enfermedad.

87. ¿Qué papel juegan la resistencia a la insulina y la hiperinsulinemia en el desarrollo del cáncer?

La resistencia a la insulina y la hiperinsulinemia es un factor de riesgo para múltiples tipos de cáncer tales como cáncer de seno, de útero, de colon y de próstata. Cada día hay más estudios científicos que muestran esta asociación. (29, 32, 69) La buena noticia es que éste es un factor de riesgo modificable, ya que si hacemos cambios en el estilo de vida podemos revertir el síndrome de resistencia a la insulina y la hiperinsulinemia y, por tanto, bajar el riesgo de varios tipos de cáncer. (Ver pregunta 66)

88. ¿Las dietas bajas en carbohidratos o cetogénicas podrían disminuir el riesgo de cáncer?

La respuesta a tu pregunta es que probablemente sí ayude en la prevención. La razón por la que lo pienso es porque una dieta baja en carbohidratos ayuda a combatir de forma efectiva dos de los principales factores de riesgo: la obesidad y resistencia a la insulina y la hiperinsulinemia.

89. Las dietas bajas en carbohidratos ¿podrían jugar algún papel en el tratamiento de cáncer?

La respuesta absoluta a esta pregunta no se sabe al momento de escribir este libro. Sin embargo, cada día hay más estudios científicos que brindan evidencia sobre el posible uso de esta estrategia nutricional como adyuvante en el tratamiento de cáncer en conjunto con la terapia convencional. (38) La palabra clave es adyuvante, significa que es una terapia nutricional que es de ayuda o asistencia al tratamiento convencional. Te voy a brindar algunas razones por las que, probablemente, una dieta baja en carbohidratos podría ser de beneficio a un paciente de cáncer:

- Una dieta alta en carbohidratos se asocia con aumento en crecimiento tumoral. Una dieta baja en carbohidratos, por definición, disminuye los carbohidratos y, por consecuencia, podría disminuir el crecimiento tumoral. (38,69)
- La hiperinsulinemia se ha asociado a eventos adversos en pacientes con cáncer. Una dieta baja en carbohidratos disminuye la insulina. (69)

ADVERTENCIA

La terapia nutricional con dietas bajas en carbohidratos debe llevarse a cabo tomando en consideración el consejo de tu médico oncólogo y bajo ninguna circunstancia reemplaza el tratamiento convencional.

HISTORIAS REALES

Adriana es una mujer de 38 años que trabaja como médico primario. Desde la adolescencia comenzó a acumular peso y a sus 16 años notó que tenía acantosis nigricans en el cuello, que es un marcador de resistencia a la insulina e hiperinsulinemia. Cuando la conocí estaba obesa, tenía parámetros de síndrome metabólico y había sido diagnosticada con cáncer de seno seis meses antes. Estaba en el tratamiento de quimioterapia luego de su mastectomía o cirugía para la remoción del seno. Vino a mi oficina para que la ayudara a comenzar una dieta baja en carbohidratos, ya que había estudiado por cuenta propia cómo esta estrategia nutricional podía revertir el síndrome metabólico igual que la resistencia a la insulina, lo que podría disminuir la probabilidad de recurrencia de su cáncer. Al cabo de tres meses, Adriana había bajado 40 libras y había revertido su resistencia a insulina, pero para su sorpresa, se dio cuenta de que comenzó a tolerar mejor las quimioterapias. Al momento de escribir este libro continúa el seguimiento con su médico oncólogo, pero está libre de cáncer.

CAPÍTULO III
PREGUNTAS Y RESPUESTAS
SOBRE EL AYUNO

90. ¿Qué es ayunar?

Ayunar es la abstinencia voluntaria de alimentos por razones de salud emocional, física o espiritual. Es una de las estrategias más antiguas para mejorar la salud del ser humano.

El ayuno corto es aquel que dura menos de 24 horas; también se le conoce como ayuno intermitente o comer en una ventana de tiempo comprimida. Ayuno largo es el que dura más de 24 horas, pero menos de tres días. El ayuno extenso tiene una duración mayor a tres días.

Para propósitos de este libro solo voy a discutir los ayunos cortos (comer en una ventana de tiempo comprimida) ya que son los que tienen el mayor volumen de evidencia científica. Por lo tanto, para efectos de este libro, cuando use los términos, ayuno, ayuno intermitente o comer en una ventana de tiempo comprimido, me estoy refiriendo a ayunos cortos.

91. ¿Cuáles son los efectos fisiológicos del ayuno en el cuerpo?

El estudio del ayuno y sus efectos en la fisiología del cuerpo es fascinante. Entender estos cambios fisiológicos es importante para entender los beneficios del ayuno. Voy a discutir brevemente los efectos del ayuno en la fisiología humana.

- *Baja los niveles de insulina*

  El ayuno es la forma más efectiva de bajar la insulina. Como discutimos en la pregunta 66, la hiperinsulinemia y la resistencia a la insulina predisponen a la mayoría de las enfermedades crónicas que son comunes en la sociedad moderna, tales como diabetes tipo 2, enfermedad cardiovascular, síndrome metabólico, enfermedad de Alzheimer, presión arterial alta y algunos tipos de cáncer. La solución al problema de la hiperinsulinemia y la resistencia a la insulina es precisamente disminuir la insulina en nuestro cuerpo y la forma más eficiente de hacerlo es a través del ayuno.

- *Aumenta la adrenalina*

    La adrenalina es una hormona que aumenta durante el ayuno, por eso facilita el uso de la grasa como fuente de energía. El metabolismo reacciona permitiendo la producción de energía.

- *Aumenta la hormona de crecimiento*

    La hormona de crecimiento es una hormona que secreta la glándula pituitaria. Tal como dice su nombre, es una hormona que es de vital importancia para el crecimiento de niños y adolescentes. Con la edad, la producción de esta hormona disminuye. Si la hormona de crecimiento está muy baja se asocia con problemas de salud tales como el aumento de grasa corporal, la pérdida de masa muscular, la disminución de la densidad del hueso (osteopenia) y el envejecimiento prematuro. Para revertir todos estos posibles problemas es muy importante el buen funcionamiento de esta hormona, que aumenta, como hemos dicho, con los ayunos.

92. ¿Cuáles son los beneficios del ayuno?

El ayuno es una de las estrategias más poderosas para mejorar tu salud. (33) Si las farmacéuticas pudieran encerrar en una píldora todos los beneficios para la salud que tiene el ayuno, sería el medicamento más vendido en la historia. Voy a mencionarles algunos de sus beneficios.

- Disminuye el riesgo de enfermedad cardiovascular.
- Ayuda a perder peso, en especial, ayuda a perder grasa abdominal.
- Ayuda a revertir resistencia a la insulina y disminuye la insulina.
- Aumenta la producción de cuerpos cetónicos y como ya sabemos esto tiene muchos beneficios para la salud.
- Mejora el control de glucosa en diabetes tipo 2.
- Podría reducir la incidencia de cáncer (evidencia solo en investigaciones usando modelos animales, especialmente roedores.).
- Disminuye el crecimiento de tumores ya existentes.
- Podría extender el período de vida (probado solo en modelos animales).
- Disminuye la presión arterial.
- Disminuye el apetito.
- Mejora el perfil de lípidos (aumenta el HDL y disminuye los triglicéridos).

- Aumenta las defensas antioxidantes naturales de nuestro cuerpo.
- Aumenta la autofagia o el mecanismo natural del cuerpo por el que las células remueven componentes dañados; de esta forma, el cuerpo recicla los componentes celulares para volverlos a usar.
- Aumenta la producción de una proteína llamada factor neurotrófico derivado del cerebro (FNDC). Esta proteína mejora la salud de nuestro cerebro.

93. ¿Podría resumir los beneficios del ayuno en un diagrama?

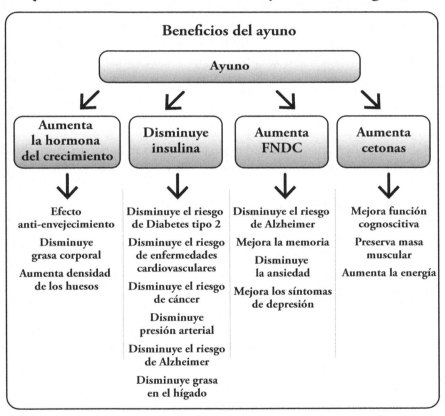

94. Uno de los beneficios del ayuno que usted menciona tiene que ver con diabetes tipo 2; sin embargo, las guías dicen que los diabéticos deben hacer 3 comidas y 3 meriendas. ¿Podría abundar sobre esto?

La diabetes tipo 2 es una enfermedad producida, según mi opinión, por la práctica de un estilo de vida inadecuado. Principalmente dietas cargadas de azúcares y carbohidratos, y el sedentarismo son los dos factores más importantes. Es cierto que existe en ciertas personas una predisposición genética a esta enfermedad, pero el factor detonante que la provoca es el estilo de vida, en especial una dieta inadecuada.

La secuencia de eventos para que una persona desarrolle diabetes es como sigue: el consumo de dietas altas en azúcares y carbohidratos provoca un aumento constante de insulina, lo que a su vez causa acumulación de grasa visceral (grasa abdominal interna). Esto hace que los receptores de insulina disminuyan su respuesta a la insulina (resistencia a la insulina). (25) Recuerden que la insulina es la hormona responsable de que la glucosa entre en la célula, por lo tanto, si los receptores de insulina no responden a la insulina adecuadamente, los niveles de glucosa en sangre podrían aumentar porque no pueden entrar a las células. Cuando ocurre resistencia a la insulina, nuestro páncreas compensa secretando aún más insulina para tratar de meter el exceso de glucosa dentro de las células, pero este exceso de insulina a su vez provoca una mayor acumulación de grasa abdominal y una mayor resistencia a la insulina. A la larga, por más insulina que secrete nuestro páncreas no logrará entrar más glucosa dentro de las células. El nivel de glucosa en sangre aumentará, y a esto se le llama diabetes tipo 2.

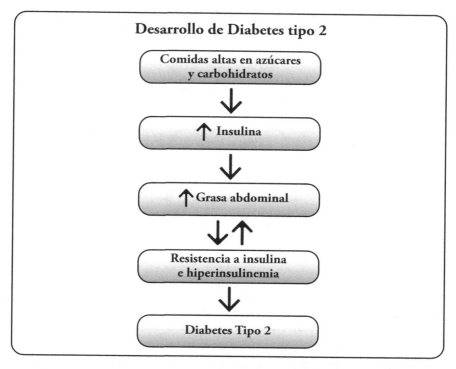

Para poder revertir la resistencia a la insulina, que es la razón por la cual ocurre diabetes tipo 2, es necesario disminuir los niveles de insulina. Para lograrlo es necesario disminuir los carbohidratos en la dieta, que son los grandes estimulantes de la secreción de insulina. La forma más efectiva de bajar los carbohidratos y, por ende, la insulina, es la práctica del ayuno. Por esta razón, el ayuno es una buena estrategia para mejorar, y en muchos casos revertir, la diabetes tipo 2. Quiero recalcar, que además del ayuno, otras dos formas de disminuir la insulina y por ende revertir la resistencia a insulina son una dieta baja en carbohidratos y el ejercicio.

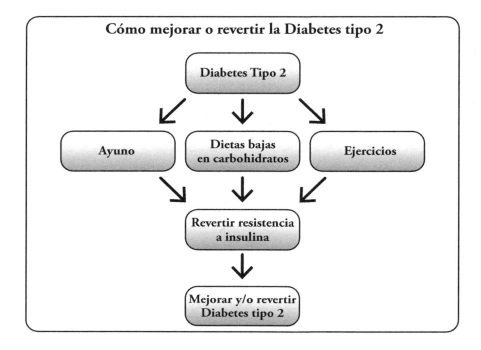

95. ¿Qué precauciones deben tomar los diabéticos tipo 2 al ayunar?

El ayuno puede ser una estrategia muy efectiva para mejorar el control o inclusive en muchos casos revertir la diabetes. Aun así, es muy importante que se tomen en cuenta las siguientes precauciones:

• *Consultar a un médico*

Si el paciente toma medicamentos para el tratamiento de diabetes tipo 2, es importante e imprescindible que hable con su médico antes de ayunar. Muy probablemente el médico va a tener que disminuir o eliminar los medicamentos de diabetes antes del ayuno para evitar que los niveles de glucosa bajen peligrosamente (hipoglicemia). Los síntomas de hipoglicemia pueden ser temblores, sudoración, palpitaciones, náuseas y hasta puede causar la muerte. Por esta razón, es bien importante discutir en detalle con el médico la estrategia a seguir con los medicamentos de diabetes antes de ayunar.

• *Monitorear los niveles de glucosa durante el ayuno*

Lo ideal sería monitorear los niveles de glucosa por lo menos 4 veces al día y estar en comunicación con el profesional de la salud.

96. ¿Cuál es el mecanismo por el cual el ayuno disminuye la presión arterial?

La hipertensión (presión arterial alta) es una epidemia en la sociedad moderna. Esta condición es parte del síndrome metabólico y aumenta el riesgo de padecer enfermedad cardiovascular (infarto al corazón e infartos cerebrales). Una de las causas de esta condición es la hiperinsulinemia. Cuando aumenta la insulina también aumenta otra hormona llamada aldosterona. Esta hormona se produce en la corteza de la glándula adrenal que está localizada justo encima de los riñones. La función principal de la aldosterona es la reabsorción de sodio (sal) y el agua en el riñón. Un aumento en aldosterona produce a su vez un aumento en la reabsorción de sodio y agua provocando un aumento en la presión arterial.

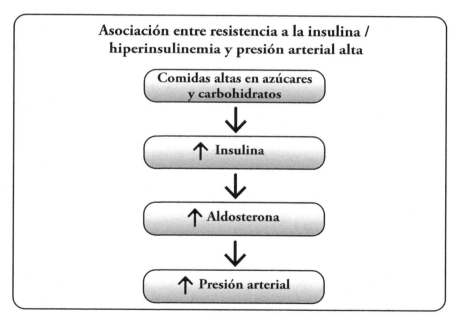

Cuando ayunamos, la insulina disminuye, por lo tanto, disminuye también la aldosterona, lo que provoca que nuestros riñones excreten más sodio y agua, lo que, en consecuencia, baja la presión arterial. Cualquier estrategia que logre disminuir la insulina va a lograr este efecto. Así lo vemos con la actividad física y con las dietas bajas en carbohidratos.

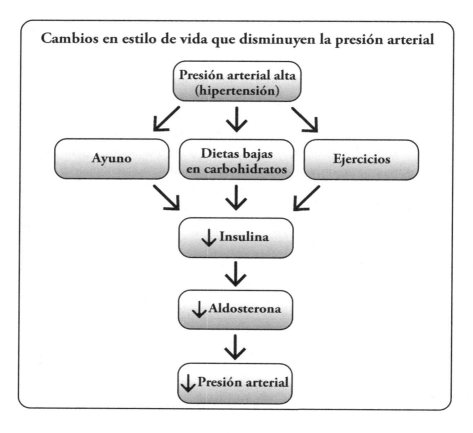

Cambios en estilo de vida que disminuyen la presión arterial

Presión arterial alta (hipertensión)

Ayuno · Dietas bajas en carbohidratos · Ejercicios

↓ Insulina

↓ Aldosterona

↓ Presión arterial

97. ¿Qué precaución deben tomar las personas que usan medicamentos para la hipertensión (presión arterial alta) al momento de ayunar?

Como venimos diciendo, el ayuno es una buena estrategia para bajar la presión arterial, para disminuir los medicamentos con que la tratamos e inclusive, quizás eliminar estos medicamentos completamente. Sin embargo, es importante que se tomen ciertas precauciones:

• *Consulta a tu médico*

Si usas medicamentos para la presión arterial, debes consultar a tu médico porque muy probablemente él va a tener que reducir o eliminar estos medicamentos para evitar que la presión arterial baje demasiado.

- *Monitorea tu presión arterial durante el ayuno*

    Es importante monitorear tu presión arterial luego de 20 minutos de reposo, al menos 2 veces durante el ayuno, en especial en las primeras semanas que ayunes. Estos números pueden ayudar a tu médico a saber qué estrategia va a usar para ir disminuyendo tus medicamentos para la hipertensión.

98. ¿Cómo puedo comenzar a ayunar?

Ayunar es como comenzar a correr. El primer día no vas a correr 10 kilómetros. La forma correcta es comenzar poco a poco. Quizás la primera semana corres 1 kilómetro, la segunda semana corres 2 y poco a poco vas aumentando la distancia. El ayuno es igual, comienza poco a poco.

Una persona promedio come por un período mayor a doce horas al día y en ese período consume entre 5 y 7 comidas. Por lo tanto, cualquier persona que logre estar al menos 12 horas sin comer estaría haciendo un ayuno intermitente. Por esta razón, la persona que interese entrar en un ayuno intermitente debe abstenerse de comer por al menos 12 horas. Luego, poco a poco, y según lo tolere, puede ir aumentando el tiempo de ayuno.

La recomendación que yo les hago a la mayoría de mis pacientes es, primeramente, comenzar con una dieta baja en carbohidratos. Luego de llevar de 3 a 4 semanas en esta dieta, cuando ya el cuerpo se haya adaptado a usar la grasa como fuente de energía (ceto-adaptación), la persona puede comenzar los ayunos si así lo desea. Esto es importante porque durante el período de ayuno la energía provendrá de la grasa corporal. Por lo tanto, si ya está adaptada a usar la grasa como fuente de energía, ayunar será más fácil.

99. ¿Podría mencionar algunos ejemplos de protocolos de ayuno?

Recuerden que abstenerse de alimentación por al menos 12 horas se considera ayuno intermitente. Algunos de los protocolos más comunes son:

- *Ayuno de 12 horas*

    Este es el ayuno más corto y sencillo. Un ejemplo sería dejar de comer a las 7:00pm y romper el ayuno el día siguiente a las 7:00am. Yo honestamente pienso que, si las personas comieran bajo en carbohidratos, se ejercitaran y ayunaran un mínimo de 12 horas al día, la mayoría de los problemas de salud de la sociedad tales como la obesidad y la diabetes tipo 2 se reducirían.

- *Ayunos de 16 horas*

    Este régimen consiste en ayunar 16 horas del día. Un ejemplo sería dejar de comer a las 8:00pm y volver a comer a las 12:00pm del día siguiente. Este es el horario de ayuno más común y es fácil de incorporar a la vida diaria.

- *Ayuno de 20 horas*

    En este protocolo solo se come en una ventana de 4 horas al día. Comúnmente se le conoce como la dieta del guerrero o "The Warrior Diet".

100. ¿Qué puedo consumir durante el tiempo de ayuno?

Si nos vamos a la definición estricta de ayuno, solamente se permitirá agua en el periodo de ayuno. El agua no solo es permitida, sino que es pieza clave de un ayuno exitoso. Mantenerse bien hidratado es importante como parte del ayuno. Cuánta agua debemos tomar varia de persona a persona así que mi mejor consejo es obedecer tu sed.

Hay algunos líquidos que yo les permito a mis pacientes durante el ayuno porque podrían facilitar el proceso de ayunar. Quiero advertir que, para muchos profesionales de la salud, en el ayuno solo se debe consumir agua, y definitivamente puedo ver su punto de vista. El objetivo de tomar solo agua es mantener la insulina al mínimo con todos los efectos beneficiosos a la salud que esto tiene. Sin embargo, yo tengo pacientes a los que se les hace muy difícil ayunar y he descubierto que hay ciertos líquidos que les puedo permitir que tomen y su efecto sobre la insulina es mínimo. De esta manera se les hace más fácil ayunar y continúan teniendo la mayoría de los beneficios de salud que tiene el ayuno. Mira los líquidos que les permito que tomen:

- Café
- Caldo de hueso
- Té sin azúcar
- Café con un poco de crema espesa o aceite de coco. Esto puede ser controversial para muchos proponentes del ayuno ya que tiene un contenido calórico. Sin embargo, siendo una cantidad pequeña, su efecto sobre la insulina es mínimo. Por lo tanto, si no toleran el café

negro, con solo echarle un poco de crema espesa o aceite de coco el ayuno será más llevadero.

101. Doctor, he escuchado que el ayuno es una de las estrategias más efectivas para mantener un cerebro saludable y una buena memoria. ¿Es esto cierto?

Sí, es cierto. El ayuno se asocia con una

- Mejor coordinación.
- Mejor cognición.
- Mayor capacidad de aprendizaje.
- Mejor memoria.
- Podría disminuir el riesgo de enfermedad de Alzheimer y Parkinson.

Hay dos razones principales por las cuales se le atribuyen todos estos efectos beneficiosos en nuestro cerebro. El primero es que el ayuno aumenta la producción de cetonas que son un combustible de alta calidad para nuestro cerebro. La segunda es que el ayuno aumenta la producción en nuestro cerebro de una proteína llamada factor neurotrófico derivado del cerebro (FNDC). Esta proteína se asocia a mejorar la conexión entre las neuronas (células del cerebro) e inclusive promueve el crecimiento de neuronas nuevas. El aumento en FNDC se ha propuesto como un mecanismo por el cual el ayuno podría disminuir el riesgo de enfermedades neurológicas como Alzheimer y Parkinson. (33)

102. Doctor: he escuchado de los beneficios de ayunar por 16 horas, pero cuando lo intento solo pienso en comer y me sobreviene un hambre atroz y nunca logro completar el ayuno. ¿Qué me aconseja?

Primero que nada, relájate y toma las cosas con calma. Adaptarse a períodos de ayuno toma tiempo y requiere muchos ajustes. Una sugerencia que te voy a dar es que comiences con un ayuno de 12 horas; cuando lo puedas tolerar sin problemas, entonces extiéndelo un poco, quizás media hora más y así sucesivamente.

Otros consejos que pueden ayudarte son:

- Toma agua suficiente. Mantenerse bien hidratado va a mejorar las posibilidades de lograr con éxito el ayuno.
- Trata de mantenerte ocupado. Una mente ocupada piensa menos en comida.
- Toma café o té porque podrían suprimirte levemente el apetito.
- Toma caldo hecho de huesos. Este caldo contiene agua y sal que podrían ayudarte a disminuir la sensación de hambre.
- Usa una dieta baja en carbohidratos como parte de la estrategia nutricional, ya que te permite adaptarte a usar la grasa como fuente de energía de una forma eficiente. Si lo haces, el ayuno se te hará más fácil porque ya tu cuerpo estará acostumbrado a utilizar la grasa como fuente de energía. Hay personas que estando en una dieta baja en carbohidratos saltan u omiten una comida y sin darse cuenta, están haciendo un ayuno intermitente no planificado.

103. ¿Qué personas no deben ayunar?

El ayuno tiene muchos beneficios para mejorar la salud. Sin embargo, no es para todos, las personas que no deberían ayunar son:

- Aquellas que estén malnutridas o bajo peso. Mi recomendación es que si tu índice de masa corporal es menor de 20 (ver pregunta 22) no debes ayunar.
- Personas menores de 18 años. La razón es que previo a los 18 años estamos en constante crecimiento y la restricción de algún nutriente podría afectar el desarrollo. Esto no significa que un adolescente no pueda omitir alguna comida de vez en cuando, pero, por regla general, no les recomiendo el ayuno a pacientes pediátricos.
- Mujeres embarazadas tampoco deben ayunar. El feto que se está desarrollando necesita un constante suplido de nutrientes (grasa, proteínas, vitaminas y minerales), por lo tanto, no es un buen momento para ayunar. Después de todo, el tiempo de embarazo son solo 9 meses. En este tiempo la mujer debe concentrarse en alimentarse con una dieta nutritiva libre de azúcares y de carbohidratos refinados. Ya podrá ayunar cuando termine el proceso de lactancia.
- Mujeres que están lactando tampoco deben ayunar. Recuerden que un bebé recibe todos los nutrientes que necesita para su desarrollo saludable a través de la leche materna. Por lo tanto, no es un buen

momento para ayunar. Omitir una que otra comida de vez en cuando no deber ser ningún problema, pero por regla general no es un buen momento para ayunar.

104. ¿Qué personas necesitan supervisión médica para ayunar?

Esta es una pregunta muy importante. Hay personas que por sus condiciones médicas necesitan la supervisión de un profesional de la salud para ayunar. Veamos:

- Las personas que usen medicamentos para diabetes o hipertensión pueden ayunar, pero deben hacerlo en comunicación con su médico. Solo él podrá darles las instrucciones sobre cómo utilizar los medicamentos de manera segura durante el ayuno.
- Las personas que padezcan de gota, un tipo de artritis producida por la acumulación de cristales de ácido úrico en las articulaciones, deben ser supervisadas. En el ayuno el ácido úrico puede subir un poco, por lo tanto, potencialmente existe el riesgo de que la persona sufra ataques de gota. En mi práctica médica, la mayoría de los pacientes con gota toleran ayunos sin ningún problema, pero es importante que esté informado y comprenda el riesgo potencial.

105. Doctor, si el ayuno tiene tantos beneficios para la salud, ¿por qué no se promociona mucho?

Sencillo, porque cuando ayunas nadie gana dinero. Ni las farmacéuticas, ni las empresas de alimentos ganan dinero cuando ayunas. ¿Tú crees que una compañía que produce cereal te va a recomendar que ayunes para que mejores tu salud? ¡Claro que no! Por el contrario, es probable que esta compañía que produce cereal te diga que el desayuno es la comida más importante del día porque si tu desayunas su producto, ellos ganan dinero.

CAPÍTULO IV
PREGUNTAS Y RESPUESTAS
SOBRE EL EJERCICIO

106. Mi doctor me dijo que si no hago ejercicios no voy a poder bajar de peso. ¿Es esto cierto?

El ejercicio es de vital importancia para la buena salud. Las personas que se ejercitan son más saludables, tienen una vida más larga y tienen mejor calidad de vida. Sin embargo, a la hora de perder peso el efecto del ejercicio es leve. A la hora de perder peso, lo más importante es lo que comemos. Yo tengo pacientes en sillón de ruedas, inclusive pacientes encamados cuya capacidad para ejercitarse es limitada, sin embargo, adoptan un estilo de vida bajo en carbohidratos y pierden peso sin ningún problema.

Mi enfoque con los pacientes con obesidad severa es primeramente comenzar el tratamiento haciendo cambios nutricionales. Luego que han perdido del 5 al 10% del peso, y que han ganado energía porque la inflamación en su cuerpo se ha controlado, comenzamos poco a poco con la actividad física.

Siempre recuerdo a María, una paciente de 55 años que llegó a mi oficina con serios problemas de obesidad, pesaba 300 libras y solo medía 60 pulgadas (5 pies de estatura). Padecía de lupus, apnea obstructiva del sueño, temblor esencial (condición en la cual las manos tiemblan sin razón aparente) y mucha inflamación en sus articulaciones que apenas le permitía moverse. Usaba un andador para caminar cortas distancias. Comenzamos a modificar su estilo de vida: se inició en una dieta baja en carbohidratos y al cabo de unas semanas, comenzó a caminar por poco tiempo y cortas distancias. Al cabo de 8 meses había perdido 52 libras, su inflamación había desaparecido hasta el extremo de que llegó a su cita médica sin usar el andador. Ese día me dijo con una sonrisa: "doctor me siento muy bien; ya me puedo mover mejor y puedo hacer mis ejercicios con más facilidad". La historia de la mayoría de las personas que comienzan una dieta baja en carbohidratos es como la de María; primero vienen los cambios nutricionales, esto trae una mejoría en la salud, y luego comienzan a hacer sus ejercicios.

107. ¿Cuáles son los beneficios del ejercicio?

Como mencioné en la pregunta anterior, el ejercicio es vital para la buena salud. Voy a mencionarte algunos de sus beneficios. (75)

- Disminuye las probabilidades de morir por cualquier causa (*All cause mortality*).
- Disminuye el riesgo de padecer de enfermedad cardiovascular, incluyendo la probabilidad de sufrir un infarto al corazón o infarto cerebral (*stroke*).
- Disminuye la presión arterial.
- Disminuye el riesgo de padecer diabetes tipo 2.
- Mejora el control de la glucosa en pacientes con diabetes.
- Disminuye el riesgo de algunos tipos de cáncer, en especial los de vejiga urinaria, de seno, de útero, de esófago, de riñón, de pulmón y de estómago.
- Mejora la cognición (la capacidad mental).
- Reduce el riesgo de padecer demencias, incluyendo demencia por enfermedad de Alzheimer.
- Disminuye la ansiedad.
- Disminuye el riesgo de depresión.
- Mejora los síntomas de depresión.
- Mejora la calidad de vida (la habilidad de disfrutar la vida).
- Mejora la calidad del sueño.
- Nos ayuda a perder peso.
- Ayuda a mantener huesos saludables.
- Disminuye el riesgo de caídas, en especial en la población geriátrica.
- En mujeres embarazadas, reduce el riesgo de ganancia excesiva de peso durante el embarazo, disminuye el riesgo de diabetes gestacional (la diabetes del embarazo) y disminuye la incidencia de depresión postparto.

108. ¿Cuál es el beneficio neurológico del ejercicio?

El ejercicio ha demostrado múltiples beneficios para nuestro cerebro. Mejora la cognición (la capacidad mental) y la memoria, al mismo tiempo que disminuye la ansiedad y mejora los síntomas de depresión. Una de las razones por las cuales se le atribuyen estas mejoras neurológicas al ejercicio es que se ha demostrado que el ejercicio aumenta la producción de una proteína a nivel cerebral llamada factor neurotrófico derivado del cerebro (FNDC o BDNF por sus siglas en inglés). Esta proteína ayuda a la supervivencia de neuronas (células del cerebro y del sistema nervioso) ya existentes, estimula el crecimiento de neuronas nuevas y mejora la comunicación entre las neuronas. Los aumentos en esta proteína (FNDC), como ya hemos dicho, se asocian con un mejor funcionamiento del cerebro, aumento de la memoria, disminución de la ansiedad y mejoría en los síntomas de depresión. El ejercicio aumenta la producción de cetonas, en especial el betahidroxibutirato, que a su vez promueve la producción de FNDC, la proteína del cerebro llamada factor neurotrófico derivado del cerebro.

Hay otros dos mecanismos por los cuales podemos aumentar cetonas (betahidroxibutirato) y por ende FNDC: uno de ellos es seguir una dieta baja en carbohidratos y el otro practicar el ayuno. Los beneficios neurológicos del ejercicio derivan del aumento en producción de cetonas y factor neurotrófico. (66)

109. ¿Qué tipo de ejercicio usted recomienda?

Yo siempre les digo a mis pacientes que el mejor ejercicio o actividad física es la que disfrute hacer. Si te gusta y lo disfrutas lo harás con regularidad. Hoy día hay una epidemia de sedentarismo que ha afectado negativamente la salud de la mayoría de las personas. Así que, cualquier tipo de movimiento es bueno para mejorar la salud. Ahora bien, a mí personalmente me gusta que mis pacientes intenten hacer 3 tipos de ejercicios que discutiré brevemente a continuación:

* *Ejercicio cardiovascular a paso lento*
  Con estos ejercicios nos movemos, pero a paso lento, a un paso que nos permite mantener una conversación mientras lo hacemos. Algunos ejemplos de esto serían caminar, nadar a un paso cómodo, ir en bicicleta a una velocidad cómoda, salir a pasear tu perro, remar en un kayak, remar en *paddle board*, correr a paso lento y patinar. Este tipo de ejercicios tiene muchos beneficios para tu salud porque al practicarlo disminuye el riesgo de desarrollar enfermedad cardiovascular, mejora la presión arterial, baja el riesgo de desarrollar diabetes y el riesgo de desarrollar cáncer. Además, mejora el funcionamiento de tu cerebro entre muchos otros beneficios.

Este tipo de actividad debe realizarse por un tiempo de 150 a 250 minutos por semana, divididos según la agenda personal de cada individuo.

- *Ejercicios de resistencia*

    Estos son ejercicios que van dirigidos a mantener y/o aumentar la masa muscular. Aquí se incluyen ejercicios de resistencia que usan el cuerpo como resistencia tales como: lagartijas (*push-ups*), sentadillas sin pesas (*squats*), dominadas (*pull-ups*) y estocadas (*lunges*). También incluye ejercicios con pesas, bandas y máquinas. Los ejercicios de resistencia son de igual importancia que los ejercicios cardiovasculares para la buena salud; como dijimos antes, nos ayudan a mantener y aumentar la masa muscular. Tener buena masa muscular se asocia a una vida más larga y a una mejor calidad de vida. Tener buena masa muscular disminuye además, el riesgo de caídas en la vejez, disminuye el riesgo de diabetes y de enfermedad cardiovascular. Este tipo de ejercicios se debe llevar a cabo por un mínimo de 2 a 3 veces por semana durante 10 a 45 minutos. (75)

- *Moverse a toda velocidad (sprints)*

    Este ejercicio consiste en correr o moverse a toda velocidad por un periodo corto de tiempo. Estos ejercicios se pueden realizar corriendo, nadando, pedaleando o remando. Este tipo de ejercicios se debe realizar por lo menos una vez por semana, cada repetición debe tomar de 10 a 60 segundos y se pueden realizar de 3 a 10 repeticiones. El tiempo total de la sesión de ejercicio puede ser de 5 a 20 minutos y se debe reposar entre cada repetición para evitar lesiones. Este es uno de mis tipos de ejercicio favorito que practico por lo menos una vez por semana. En mi caso, yo subo corriendo rápidamente una cuesta entre 5 y 10 veces. Subirla me toma aproximadamente 30 segundos a toda velocidad; entre cada repetición descanso entre 1 o 2 minutos. Este tipo de ejercicio tiene múltiples beneficios:

    - Disminuye la grasa corporal.
    - Aumenta la masa muscular.
    - Mejora la salud cardiovascular.
    - Mejora tu metabolismo.
    - Disminuye el riesgo de diabetes.
    - Mejora el control de la glucosa en personas diabéticas.

> ## ADVERTENCIA
>
> Como hemos dicho, el ejercicio es vital para la buena salud, pero antes de comenzar cualquier programa de ejercicios es importante tomar en cuenta varios puntos:
>
> - Se debe consultar con el médico antes de comenzar cualquier programa de ejercicios.
> - Todo programa de ejercicios se debe comenzar poco a poco, y progresar según se tolere para evitar lesiones.
> - Debe evitarse el ejercicio si la persona presenta una enfermedad aguda o una lesión. En este caso es mejor reposar y consultar al médico.

110. ¿Por qué es importante mantener una buena masa muscular según aumentamos en edad?

Según envejecemos, normalmente comenzamos a perder masa muscular. Esto generalmente comienza a suceder luego de los 35-40 años de edad. Según perdemos masa muscular, el riesgo de enfermedades y de morir aumenta. Por el contrario, si mantenemos buena masa muscular disminuimos el riesgo de enfermedades, mejoramos nuestra calidad de vida y disminuimos el riesgo de morir prematuramente. Nuestra calidad de vida y nuestra salud dependen en gran medida de que logremos reducir la pérdida de masa muscular que viene con el envejecimiento. Lamentablemente, vivimos en medio de una epidemia de fragilidad, en especial entre las personas mayores de 60 años, y esto trae consecuencias catastróficas para la salud física y emocional. Esta epidemia de fragilidad no solo afecta al individuo que la padece, sino que afecta también a sus seres queridos. Les voy a dar un ejemplo que yo veo comúnmente como médico que ilustra esta realidad.

Timoteo es un paciente de 68 años que padece de diabetes y está sobrepeso. Como tiene una vida sedentaria tiene pérdida de masa muscular y pobre balance. Un día que salió al patio de su casa, tropezó con una piedra, cayó sobre su cadera derecha y se fracturó el fémur (el hueso largo que está en el muslo). A pesar de que se le realizó una cirugía ortopédica para corregir su fractura, Timoteo nunca volvió a caminar. Tristemente requería asistencia de su esposa y su hija para bañarse y para atender sus necesidades básicas. Tres meses más tarde, desarrolló una neumonía. Recuerden que los pulmones tienden a acumular flema cuando el paciente pasa mucho tiempo en cama, lo que puede predisponer a infecciones pulmonares. Esta neumonía llevó a Timoteo al hospital, donde fue tratado con antibióticos intravenosos. Al cabo de una semana, su condición se deterioró, sufrió un fallo respiratorio, tuvieron que colocarle un tubo que iba a su tráquea y se conectó a un ventilador mecánico (máquina que básicamente respira por el paciente). Pasó dos semanas en ese ventilador mecánico. Su esposa e hija venían todos los días a visitarlo al hospital, con sus ojos cuajados de lágrimas por el dolor que sentían al ver una persona que amaban tanto sufriendo de esa forma. Al cabo de esas dos semanas, Timoteo falleció dejando a su familia devastada. Cuando analizamos la historia de Timoteo nos damos cuenta de que todo comenzó con la pérdida de masa muscular debido al sedentarismo. Un régimen apropiado de ejercicios hubiera podido prevenir esta catástrofe. Lamentablemente la historia de Timoteo es común hoy en día.

111. ¿Qué rol tiene el ejercicio como parte del tratamiento de la resistencia a la insulina?

Hoy en día resistencia a la insulina y la hiperinsulinemia son una epidemia. Tener resistencia a la insulina e hiperinsulinemia predispone a la mayoría de las condiciones de salud que aquejan a la sociedad moderna, desde la enfermedad cardiovascular hasta algunos tipos de cáncer. Revertir esta condición requiere cambios radicales en el estilo de vida, principalmente requiere diseñar un programa de ejercicios y practicar una dieta baja en carbohidratos. Tanto el ejercicio cardiovascular como la ganancia de masa muscular a través de ejercicios de resistencia son piezas clave para revertir la resistencia a la insulina.

112. En una conferencia lo escuché hablar sobre la importancia de jugar. Yo soy un adulto cargado de obligaciones y responsabilidades; por lo tanto, no tengo tiempo ni deseos de jugar. ¿Por qué jugar es tan importante?

Si recuerdas tu niñez, lo más divertido era salir al patio o al parque a jugar. Eran los mejores momentos. Luego crecemos, nos nacen hijos, tenemos trabajo y cada segundo de nuestra agenda está ocupado y jugar es solo un recuerdo distante en nuestra memoria. Sin embargo, jugar tiene muchos beneficios, aun en la edad adulta. Es una forma divertida de ejercitarnos física y mentalmente. Yo les digo a mis pacientes que es como ejercitarse sin sentir que están haciendo ejercicio. Además del beneficio físico y mental, también ayuda a disminuir la ansiedad, que es un problema común en el mundo de hoy. Así que no esperes más y saca tiempo en tu agenda para realizar algún juego que te guste. Algunos ejemplos de juegos que realizan algunos de mis pacientes son: bailar, jugar soccer, tenis, baloncesto, tenis de mesa, jugar con un *frisbee* y hasta *jiu-jitsu*, que, aunque no es un juego sino un arte marcial, es súper divertido.

113. Doctor, mi pasatiempo es correr; he realizado dos maratones. Por razones de salud hace 3 meses adopté una dieta baja en carbohidratos ya que tenía hipertensión (presión arterial alta) y prediabetes. He logrado revertir ambas condiciones, por lo que quisiera volver a competir en maratones. Mi nutricionista me dijo que no se puede realizar un maratón si estoy en una dieta baja en carbohidratos. ¿Es esto cierto?

La respuesta corta a tu pregunta es que NO es cierto, no es necesario una dieta alta en carbohidratos para poder realizar eventos de fondo como el maratón. La idea de que una dieta alta en carbohidratos es necesaria para realizar eventos de fondo data desde los años 1960. Décadas más tarde el consejo sigue siendo el mismo: "Si quieres realizar eventos de fondo, deben consumir abundantes carbohidratos." Sin embargo, hoy en día la evidencia científica es contundente acerca las dietas bajas en carbohidratos y los eventos de fondo. Ahora bien, es importante que la persona se tome el tiempo de adaptarse a usar grasa como principal fuente de energía (ceto-adaptación).

No solo es posible realizar eventos de fondo en una dieta baja en carbohidratos, sino que también podría tener varios beneficios, como, por ejemplo, mayor y más eficiente utilización de grasa durante el ejercicio. Mientras que nuestra reserva de carbohidratos en forma de glicógeno en los músculos y el hígado es pequeña (400-600 gramos de glucosa) y limitada, nuestra reserva de energía en forma de grasa es básicamente ilimitada (decenas de miles de calorías en forma de grasa). Por lo tanto, si estás adaptado a usar grasa como fuente de energía, básicamente tienes acceso ilimitado de energía siempre y cuando prestes atención a los niveles de electrolitos (sodio y potasio) y la hidratación adecuada durante el ejercicio.

Muchos atletas de fondo están utilizando con éxito esta estrategia nutricional. Uno de estos atletas en Zach Bitter quien es un ultramaratonista y poseedor del récord de 100 millas en pista. También posee el récord de la mayor cantidad de millas corridas en 12 horas en una pista y todo esto lo hizo llevando una dieta baja en carbohidratos. Otro atleta que ha alcanzado grandes éxitos usando dietas bajas en carbohidratos es Timothy Olson quien ganó una de las carreras más difíciles del mundo en dos ocasiones, una carrera de 100 millas, llamada el Western States 100. (73)

CAPÍTULO V
PREGUNTAS Y RESPUESTAS SOBRE EL SUEŃO

114. ¿Cuáles son las funciones del sueño?

El sueño es ese período que los seres vivos necesitamos para descansar y restablecer nuestras funciones físicas, metabólicas y mentales. Cuando la cantidad de sueño no es suficiente, la salud se perjudica. El que los seres humanos pasemos una tercera parte de nuestra vida durmiendo nos debe hacer comprender lo importante que es esta actividad.

Miremos algunas de las funciones más reconocidas del sueño:

• *Función restauradora*

El cuerpo se restablece y se repara mientras dormimos. Generalmente, luego de una buena noche de sueño, nos sentimos restaurados para el próximo día. Por el contrario, un sueño insuficiente resulta en un pobre rendimiento durante el día, cuando nos agobia la sensación de cansancio constante y de sueño excesivo. Inclusive si nuestro sueño no es suficiente, disminuye la capacidad de nuestro sistema inmune. Además, la hormona de crecimiento es secretada mayormente cuando dormimos, lo que contribuye a la reparación de los tejidos mientras dormimos.

• *El sueño es importante para el cerebro.*

La data científica sugiere que el dormir adecuadamente es vital para los procesos de aprendizaje, la memoria y la función cognitiva en general. Claramente, las personas aprenden menos cuando no duermen el tiempo suficiente. Esta es una de las razones por las que se cree que los neonatos o recién nacidos duermen la mayoría del tiempo, ya que es vital para el desarrollo del cerebro.

115. ¿Cuánto tiempo un adulto debe dormir para tener una buena salud?

El tiempo de sueño varía de persona a persona y depende del nivel de actividad física que se realice, del tiempo que se haya pasado despierto previo al sueño y de la genética de cada cual. Pero en general, una persona promedio debe dormir entre 7 a 9 horas para mantener una buena salud.

116. ¿Cuáles podrían ser las consecuencias de no dormir el tiempo suficiente?

Lamentablemente el 30% de las personas duermen 6 horas o menos por día, lo que se considera un sueño insuficiente. Este porciento aumenta alarmantemente entre los jóvenes. Los problemas crónicos de sueño traen consecuencias negativas para la salud, entre ellas, las siguientes:

- Aumenta la incidencia de accidentes de vehículos de motor.
- Aumenta la incidencia de accidentes en el lugar de trabajo.
- Disminuye la calidad de vida.
- Aumenta el riesgo de enfermedad cardiovascular.
- Es un factor de riesgo para la resistencia a la insulina.
- Disminuye la actividad de nuestro sistema inmune. Así como lo lees; por ejemplo, los estudios científicos muestran que la respuesta inmune a la vacuna de la influenza disminuye luego de 6 días de sueño insuficiente.
- Podría aumentar las posibilidades de morir.
- Disminuye la capacidad de análisis.
- Reduce el desempeño académico y laboral.
- Aumenta el riesgo de depresión y ansiedad.
- Causa exceso de sueño por el día.
- Se asocia a aumento de peso.

117. Doctor, ¿podría darme algunos consejos para tener mejor calidad de sueño?

Por supuesto. Aquí te dejo algunos consejos para mejorar la calidad del sueño.

- Duerme lo suficiente de tal forma que te levantes restaurado al día siguiente. Si notas que el sueño no ha sido suficiente, organízate mejor durante el día para que por la noche puedas descansar más.
- Trata de ir a la cama todos los días más o menos a la misma hora.
- No te fuerces a dormir. Si vas a la cama y no tienes sueño, levántate, haz alguna actividad, como leer y regresa más tarde a la cama cuando ya tengas sueño. Si leyeras, trata de que no sea de un recurso electró-

nico y sí de un libro, y cuida que la luz que utilices vaya directamente al libro y no a tus ojos.

- No tomes bebidas con cafeína de 4 a 5 horas antes de dormir.
- Evita el alcohol y la nicotina (cigarrillos), en especial de 4 a 6 horas antes de dormir.
- La temperatura del cuarto debe estar fría pero agradable.
- El cuarto debe estar oscuro a la hora de dormir. Hasta una luz pequeña del celular o algún otro aparato electrónico pueden interferir con la habilidad para dormir.
- Resuelve tus problemas antes de ir a la cama, no te vayas a la cama pensando en tus problemas.
- El ejercicio mejora la cantidad y la calidad del sueño. Ahora bien, evita ejercitarte 2 a 3 horas antes de ir a dormir porque esa actividad podría interferir para que puedas conciliar el sueño.
- Evita el uso del celular antes de dormir. La luz que emiten estos aparatos electrónicos puede provocar que no puedas conciliar tu sueño.
- Termina tu día con una oración. Hablar con Dios y darle gracias por todas las cosas que Él te regala podría ayudarte a dormir relajadamente.

118. Doctor, tengo unos ronquidos muy fuertes, me siento cansado durante el día, me da mucho sueño en las tardes y he aumentado de peso. ¿Qué me estará pasando?

Estás describiendo síntomas clásicos de apnea obstructiva del sueño, una condición que se caracteriza por el colapso de la parte superior de la vía aérea (Ver pregunta 80). Entre las varias causas que provocan esta condición está el aumento en peso. En la apnea obstructiva del sueño el paciente tiene fuertes ronquidos y períodos en que deja de respirar. Como el sueño no es reparador, al otro día el paciente está cansado y soñoliento. Los síntomas nocturnos son reportados mayormente por el cónyuge.

Las personas que tienen estos síntomas, que sugieren la posibilidad de apnea obstructiva del sueño, deben ver a su médico porque muy probablemente hay que realizarle un estudio del sueño llamado polisomnografía para confirmar el diagnóstico. Esta es una condición tratable y los síntomas mejoran grandemente cuando se atiende adecuadamente. (Ver preguntas 80 y 81).

119. Doctor, en una ocasión escuché decir que no dormir el tiempo suficiente podría impedir que perdiera peso. ¿Es esto cierto?

La respuesta corta a tu pregunta es que sí. No dormir lo suficiente de forma crónica se asocia a tener resistencia a la insulina y, como hemos discutido en este libro, la resistencia a la insulina hace que sea más difícil perder grasa corporal. (65)

CAPÍTULO VI
OTRAS PREGUNTAS

120. Mi hijo tiene 11 años, está obeso, tiene ronquidos fuertes en las noches y en los últimos seis meses ha bajado las calificaciones en la escuela. También lo he notado lento en el aprendizaje. Las maestras dicen que no se concentra y que está irritable. ¿Qué podrá ser?

Tu hijo tiene síntomas clásicos de apnea obstructiva del sueño. En esta condición la vía aérea superior del niño o adulto colapsa haciendo que la persona deje de respirar por periodos cortos de tiempo mientras duerme. Los niños que padecen esta condición roncan fuerte, respiran por la boca mientras duermen, tienen sudoración nocturna, se orinan durante el sueño o se levantan varias veces en la noche a orinar. Podrían presentar también episodios de sonambulismo. Por el día, estos niños muestran síntomas de cansancio, desánimo, pérdida de interés en lo que antes le interesaba, sueño por el día, falta de concentración en la escuela, irritabilidad y dificultad para aprender. Las dos causas más comunes de esta condición en los niños son el aumento de peso o el que tenga las amígdalas grandes; inclusive, podría tener las dos situaciones. Si los padres sospechan de esta condición deben llevarlo al pediatra o al médico especialista en medicina de sueño porque es una condición que tiene tratamiento y todos los síntomas mejoraran o desaparecen completamente cuando se atienden adecuadamente. Si no se trata correctamente puede traer serios problemas de aprovechamiento escolar, enfermedad del corazón y predisposición a diabetes a temprana edad. Si la causa es que tiene las amígdalas grandes, el tratamiento generalmente es quirúrgico; si es obesidad, el tratamiento consiste en modificar los hábitos nutricionales. (Ver pregunta 121)

121. Doctor, mi hijo tiene 9 años y pesa 180 libras. Está obeso, me rompe el corazón verlo así. Tengo miedo de perderlo a temprana edad. ¿Cuáles serían los factores más importantes en la dieta para que pueda mejorar?

Entiendo el sentimiento que tienes. Soy padre también y no hay nada en el mundo que duela más que ver sufrir a nuestros hijos. Por esa misma razón, como padres, debemos adquirir conocimientos para poder ayudarlos. Precisamente ese es uno de los propósitos de este libro, darte el conocimiento para que puedas transformar tu salud y la de las personas que amas.

El problema de sobrepeso y obesidad en niños y adolescentes es cada día más grande. Estamos viendo hoy problemas de salud en esta población que antes solo encontrábamos en adultos. Condiciones como el síndrome metabólico, la hipertensión, el hígado graso y hasta diabetes tipo 2 se diagnostican con frecuencia en niños y adolescentes. Para añadir sal a la herida, te informo que en Israel se realizó un estudio publicado en el 2016 que demostró que la obesidad en la adolescencia se correlacionaba con el aumento en enfermedad cardiovascular en la adultez mediana. Como ves, estamos ante un problema realmente alarmante.

Gracias a la ciencia y a la labor incansable de los profesionales de la salud, este problema tiene solución. Al igual que en los adultos, la mayoría de los problemas de obesidad y los problemas metabólicos en esta población joven tienen como base la hiperinsulinemia y la resistencia a la insulina. Por lo tanto, una dieta baja en carbohidratos es una alternativa viable para estos pacientes. Las reglas del juego de que hablamos en la pregunta 1 también aplican a adolescentes y preadolescentes. Ahora bien, nos toca a nosotros como padres hacer divertido este proceso. Recordemos que estamos compitiendo con los restaurantes de comida rápida y con las comidas procesadas que son altamente palatables para algunos individuos y que resultan, por lo mismo y hasta cierto punto, adictivas. Por esta razón, tenemos que ser ingeniosos en la cocina para lograr que los jóvenes sientan que están comiendo igual de sabroso, pero saludable. Por ejemplo, quizás al niño le fascine la pizza, pues entonces podemos hacerle una pizza al plato (o sea, sin la masa) o que la masa sea a base de harina de almendras y queso (*fathead pizza*) en vez de harina de trigo. Otro ejemplo sería que, si al niño le gustan las hamburguesas, se las podrías hacer 100% de carne, pero no puesta entre dos panes, sino envuelta en lechuga. Hoy en día hay muchos lugares en las redes sociales con ideas de cómo hacer una dieta baja en carbohidratos divertida para niños. Una página que personalmente me gusta mucho para los padres se llama: Keto4mykid, en Instagram.

Te voy a dar algunos consejos importantes que debemos tener en cuenta cuando queremos ayudar a los niños y a los adolescentes a comer saludable.

- Elimina completamente de la dieta diaria las bebidas dulces. Esto incluye jugos, refrescos y bebidas deportivas.

- Elimina los alimentos procesados hechos de granos, como postres, cereales, galletas y pan. Sustitúyelos por alimentos parecidos con ingredientes diferentes que contengan menor cantidad de carbohidratos.
- ¡Hazlo divertido! Recuerda que siguen siendo niños.
- No te frustres si de vez en cuando el niño se come algo en la escuela o en alguna fiesta que no es lo que planificaste. Lo importante no es lo que se coma de vez en cuando, sino lo que se coma la mayor parte del tiempo.
- Como padre, da el ejemplo. Nuestros actos hablan más fuerte que nuestras palabras. Una de las formas más importantes de hacer que tu hijo coma saludable es que tú lo hagas también. Cuando la familia completa se compromete con comer saludable, la probabilidad de éxito es mayor.
- Limita el tiempo frente a las pantallas como las tabletas y celulares.
- Procúrale actividades físicas divertidas. Pueden ser actividades que realice con otros niños, como formar parte de un equipo de baloncesto, artes marciales o balompié. Si esta es la opción, habla primero con el entrenador y explícale que tu objetivo primordial es que tu hijo comience a divertirse haciendo actividad física. Otra opción es que tu como padre te envuelvas con tu hijo en algún tipo de actividad física divertida. Un ejemplo de esto sería salir con tu hijo a correr bicicleta o simplemente jugar baloncesto o de esconder.

HISTORIAS REALES

Eric es un niño de 9 años que sufría de obesidad; pesaba 114 libras, ya padecía de pre-diabetes y de asma fuera de control, aun cuando utilizaba varios inhaladores. Le sugerí a su madre que sería muy importante disminuir de su dieta los carbohidratos. Lo haría con suma naturalidad, tratando de que el proceso no fuera agresivo, no fuera a ser que Eric rechazara el tratamiento. También hablamos sobre comenzar un régimen de actividad física entretenida y divertida. Lo que sucedió fue maravilloso. En tan solo 5 meses Eric había revertido su prediabetes, había perdido 20 libras de peso, mayormente de grasa abdominal, y su asma estaba en completo control. Un mes más tarde recibí una foto de Eric en uniforme de pelotero, hecho todo un atleta y con excelente salud. Esta historia confirma que el problema de obesidad en los niños y adolescente tiene solución y que el apoyo de los padres durante el tratamiento es fundamental.

122. En una dieta baja en carbohidratos: ¿no es importante contar calorías?

Las dietas convencionales se basan en cortar calorías y en crear un déficit calórico para bajar de peso. Sin embargo, la mayoría de las personas que hacen dietas bajas en carbohidratos bajan de peso y mejoran su salud sin tener que contabilizar calorías. Un aspecto bien documentado en la literatura científica es que las dietas bajas en carbohidratos disminuyen el apetito; por lo tanto, aunque en una dieta baja en carbohidratos no contamos calorías, generalmente terminamos comiendo menos calorías diarias de forma espontánea. Es común ver personas en dietas bajas en carbohidratos, que de forma espontánea omiten algunas de las comidas simplemente porque su hambre disminuye.

Ahora bien, a pesar de que la mayoría de las personas en dietas bajas en carbohidratos no tiene que contabilizar las calorías para bajar de peso, existe un grupo pequeño de personas a las que les da mucho trabajo perder peso. Este grupo se beneficia de combinar restricción de carbohidratos y restricción calórica simultáneamente.

123. Por mis creencias religiosas, soy vegetariano. Dentro de mi régimen incluyo huevos y lácteos. Con todos mis cuidados, mi médico me diagnosticó con prediabetes. ¿Puedo hacer una dieta baja en carbohidratos siendo vegetariano?

Un vegetariano que incluye huevos y lácteos en la dieta puede hacer una dieta baja en carbohidratos sin ningún problema. Yo tengo varios pacientes que son vegetarianos por razones de ética personal o creencias religiosas y realizan estas dietas con gran éxito. Las reglas de juego son similares que para las personas que comen carne (Ver pregunta 1).

En su caso, la dieta incluirá huevos y lácteos bajos en carbohidratos, como son los quesos y el yogurt griego, que serán las fuentes principales de proteína. También puede comer vegetales en abundancia y frutas bajas en carbohidratos como las fresas, los arándanos y los aguacates. Puede incluir diferentes tipos de nueces y almendras como también una cantidad moderada de legumbres como pueden ser las habichuelas, lentejas, frijoles, soya, el maní y los garbanzos. Las legumbres se consumirán con moderación ya que su contenido de carbohidratos es mayor, aunque definitivamente menor al de los granos como el trigo y el arroz. Por ejemplo, una taza de arroz blanco cocido tiene aproximadamente 50 gramos de carbohidratos netos, lo cual es bien alto para formar parte de una dieta baja en carbohidratos; sin embargo, una taza de habichuelas rosadas tiene aproximadamente 18 gramos de carbohidratos netos y una taza de gandules verdes, aproximadamente 28 gramos de carbohidratos netos. Como ves, las legumbres podrían formar parte de una dieta baja en carbohidratos en una persona vegetariana.

Un vegetariano que sigue una dieta baja en carbohidratos debe evitar todo alimento hecho a base de granos como maíz, trigo y arroz. También las viandas como la papa, el ñame y la yautía ya que su contenido de carbohidratos es muy alto. Por la misma razón, debe eliminar frutas como guineos, plátanos, mangos y uvas. Además, como en cualquier dieta baja en carbohidratos debe evitar todas las bebidas dulces como las bebidas deportivas, los jugos y los refrescos.

En resumen, una persona que sea vegetariana puede realizar con éxito una dieta baja en carbohidratos.

124. Doctor, por mis convicciones éticas soy vegano, no como ningún producto animal. Hace 6 meses me diagnosticaron con diabetes tipo 2 y mi endocrinólogo me recomendó intentar una dieta baja en carbohidratos. ¿Cómo siendo vegano puedo hacer una dieta baja en carbohidratos?

Quiero felicitar a tu endocrinólogo porque está al día en la literatura científica y te aconsejó sobre el beneficio que tienen las dietas bajas en carbohidratos para pacientes con diabetes tipo 2. Estoy seguro de que es esta la mejor recomendación, acompañada por la práctica de ejercicios, para mejorar, y en muchos casos revertir, esta condición.

Para una persona vegana, estas dietas requieren un poco más de planificación. En este caso la fuente principal de proteínas serían las legumbres como los gandules, habichuelas, lentejas, soya, los garbanzos y el maní. También puedes incluir nueces y almendras, que son bajas en carbohidratos y también son fuente de proteína. No deben quedar fuera buenas cantidades de vegetales y frutas bajas en carbohidratos como aguacates, tomates, arándanos, fresas y aceitunas.

Al igual que en toda dieta baja en carbohidratos (Ver pregunta 4) debes evitar alimentos hechos a base de granos, las viandas, las frutas altas en carbohidratos y las bebidas dulces.

En este tipo de dieta vegana baja en carbohidratos, podría ser difícil llegar a la cantidad de proteínas que tu cuerpo necesita sin excederte en el consumo de carbohidratos. En este caso, puedes considerar tomar algún concentrado de proteína vegetal en polvo que se ajuste a la dieta para alcanzar los requerimientos de proteína sin excederte en la cantidad de carbohidratos que te propusiste como tope para el día.

125. ¿Los veganos y vegetarianos deben tomar suplementos?

Las personas en dietas vegetarianas y veganas (en especial la vegana), podrían estar a riesgo de algunas deficiencias que es importante suplementar. Veamos algunos de los nutrientes más importantes a suplementar en una dieta vegetariana o vegana:

- *Vitamina B12*

    La vitamina B12 también se conoce como cobalamina. Esta vitamina está presente en productos animales; es por eso que, su deficiencia sea común en pacientes veganos. Tiene múltiples funciones en el cuerpo: mantiene nuestro sistema nervioso saludable y es necesaria para la producción de hemoglobina, que es la proteína que se encarga de transportar el oxígeno en la sangre. Algunos signos y síntomas de deficiencia de vitamina B12 son:

    - Anemia (hemoglobina baja).
    - Neuropatía (sensación de dolor y hormigueo generalmente en las extremidades causado por daños a los nervios).
    - Disminución en la capacidad mental.
    - Piel amarilla.
    - Falta de aire.
    - Inflamación y dolor en el área de la lengua (glositis).
    - Depresión.
    - Insomnio.
    - Irritabilidad.
    - Cambios en la visión.
    - Debilidad.

Es bien importante entender que los cambios neurológicos producidos por la deficiencia de vitamina B12 pueden ser irreversibles y pueden llegar a ser severos hasta provocar pérdida de balance, dificultad para caminar y hasta parálisis.

Una persona vegana o vegetariana debe vigilar sus niveles de esta vitamina con su médico y considerar los suplementos de vitamina B12 para evitar una deficiencia.

- *Vitamina D*

    La vitamina D está mayormente presente en pescados y huevos, por lo que puede estar bajo su nivel en vegetarianos y veganos. Esta vitamina es muy importante para la absorción del calcio y para tener huesos saludables. Podría tener, además, un rol importante en la prevención del cáncer y es esencial para mantener el sistema inmune fuerte. Una forma fácil de obtener vitamina D es tomar sol de 15 a 30 minutos al día. También se puede suplementar con tabletas.

- *Proteína*

    Obtener el nivel de proteína adecuado es de vital importancia para mantener una buena salud. Las proteínas son indispensables para la formación y la reparación de los músculos, de los huesos y de los tejidos de nuestro cuerpo. Hay proteínas que llevan a cabo reacciones bioquímicas que son vitales para la vida. Las que provienen de los animales se consideran proteínas completas porque contienen los 9 aminoácidos esenciales. Los aminoácidos esenciales son aquellos que se deben adquirir directamente de la dieta por que tu cuerpo no tiene forma de fabricarlos. Por el contrario, las proteínas que provienen de las plantas se consideran incompletas porque carecen de uno o más de los aminoácidos esenciales. Esto pone a los veganos en riesgo de tener deficiencia en alguno de los aminoácidos esenciales. Una solución a esto es combinar varias fuentes de proteínas de plantas para lograr tener un perfil más completo de proteínas. Otra opción es suplementar la dieta con un concentrado de proteína (*protein isolate*) de origen vegetal. (10, 49)

- *Hierro*

    El hierro es un mineral importante para la formación de hemoglobina, la proteína que transporta el oxígeno en la sangre. Su deficiencia puede provocar:

    - Anemia (hemoglobina baja).

- Cansancio.
- Dolor de cabeza.
- Intolerancia al ejercicio.
- Síndrome de piernas inquietas. (Este es un síndrome donde la persona siente incomodidad en las piernas que solo se alivia al moverlas, por lo tanto, la persona mueve las piernas constantemente)
- Debilidad.

El hierro en las carnes y pescado está en la forma hemo que se absorbe mejor en el cuerpo humano. Por el contrario, el hierro en las plantas está en la no hemo, y en esta forma su absorción es mucho menor. Por esta razón un vegetariano o vegano está a riesgo de deficiencia de hierro. Una recomendación seria suplementar con vitamina C en cada comida ya que la vitamina C aumenta la absorción de la forma no hemo de hierro. Si hay síntomas de deficiencia de hierro se debe considerar suplementar en tabletas.

- *Ácidos grasos Omega 3*

  Los ácidos grasos Omega 3 son importantes para la salud del cerebro, el corazón y las articulaciones. Las fuentes mayores de Omega 3 son el pescado, los huevos y las algas. Estos ácidos grasos omega 3 podían estar deficientes en vegetarianos y veganos, por lo que deberá considerar tomar suplementos.

- *Zinc*

  Zinc también podría estar deficiente en dietas vegetarianas y veganas, por lo que se puede considerar suplementarlo. Deficiencia de Zinc se asocia a problemas reproductivos y deficiencias en el sistema inmune lo cual predispone a infecciones.

126. Mi médico me dijo que las dietas bajas en carbohidratos solo se pueden usar por periodos cortos de tiempo porque son peligrosas. ¿Eso es cierto?

Esta aseveración es completamente falsa. Una dieta baja en carbohidratos es una estrategia nutricional a largo plazo para bajar de peso y resolver condiciones metabólicas. Recomendar una dieta baja en carbohidratos por un período corto de tiempo, para luego de mejorar volver a los viejos estilos es una recomendación tonta. Por otro lado, ninguna dieta tiene estudios prospectivos a largo plazo, incluyendo la recomendación nutricional convencional, sin embargo, la experiencia anecdótica y experiencia de civilizaciones completas que utilizan dietas bajas en carbohidratos podemos concluir que no son peligrosas a largo plazo, sino una estrategia nutricional con múltiples beneficios para la salud.

127. Doctor, mi nutricionista me dijo que sin carbohidratos en la dieta no se puede vivir. ¿Es esto cierto?

No es cierto. Los carbohidratos no se consideran un nutriente esencial. Un nutriente esencial es uno que tu cuerpo tiene que obtener directamente de la dieta porque no es capaz de fabricarlo. Hay aminoácidos esenciales (histidina, isoleucina, leucina, lisina, metionina, fenilalanina, treonina, triptófano y valina), como hay también ácidos grasos, vitaminas y minerales que son esenciales. Si tu cuerpo no los obtiene de la dieta, se provocarán deficiencias que redundarán en que tengas problemas de salud.

Ahora bien, nuestro cuerpo sí necesita un nivel de glucosa constante para funcionar de manera óptima. Hay algunas células que dependen completamente de la glucosa para poder vivir porque no pueden usar la grasa como fuente de energía ya que no tienen mitocondrias, que son organelos que están dentro de las células y que se encargan de la producción de energía. Un ejemplo de esto son las células rojas de la sangre. A pesar de que la mayoría de la energía que usa nuestro cerebro puede venir de las grasas en forma de cuerpos cetónicos, también necesita un poco de glucosa. Tú me preguntarás: "Doctor, pero si siempre necesitamos una pequeña cantidad de glucosa para algunas células y para el funcionamiento de nuestro cerebro, ¿es entonces esencial consumir carbohidratos para obtener la glucosa?" Te contestaré: "Los carbohidratos no son esenciales porque nuestro cuerpo tiene la habilidad de fabricar glucosa a través de un proceso bioquímico llamado gluconeogénesis". A través de este proceso nuestro cuerpo fabrica glucosa a partir de algunos aminoácidos y de la molécula de glicerol de las grasas (triacilglicerol).

De ninguna forma estoy diciendo que una dieta en la que no consumas ni un gramo de carbohidratos sea lo ideal (aunque hay personas que tienen éxito en una dieta de virtualmente cero carbohidratos). Creo que hay carbohidratos excelentes que pueden formar parte de una dieta baja en carbohidratos y que al mismo tiempo aportan nutrientes como vitaminas y minerales. Ejemplo de estos son los vegetales y algunas frutas bajas en carbohidratos. Sin embargo, quiero dejar claro que NO hay carbohidratos esenciales porque nuestro cuerpo puede fabricar la glucosa que necesita sin tener que consumirlos en la dieta.

128. Doctor, tengo una vida ajetreada y la mayor parte del tiempo como fuera de mi casa. Me gustaría hacer un estilo de vida bajo en carbohidratos porque necesito perder peso. ¿Qué puedo hacer?

El caso ideal sería que todos pudiéramos preparar nuestros alimentos en casa y cargar un envase al trabajo con los alimentos que hemos preparado en nuestro hogar. Pero como esa no es la realidad, hay que buscar alternativas que nos permitan alimentarnos adecuadamente aun cuando comamos fuera de la casa. Hoy día la mayoría de los restaurantes, incluyendo los de comida rápida, tienen opciones en su menú para comer alimentos bajos en carbohidratos. Te voy a dar algunas sugerencias que te van a ayudar:

- Si vas a un restaurante de hamburguesas, pídelas al plato (sin pan) o envueltas en lechuga. Pide que te cambien las papas fritas por ensalada. Pide agua en vez de refresco.
- En los restaurantes generalmente está disponible en el menú la opción de alguna carne y vegetales. Pídela.
- Si vas a una pizzería, pregunta si ofrecen la opción de pizza al plato, que es la pizza sin la masa.
- Si vas a un lugar donde el menú es a base de pollo, pídelo sin el empanado o hecho a la parrilla. Si solo lo tienen empanado, quítaselo todo y cómetelo con vegetales.
- Si no hay ninguna opción saludable en el menú, siempre está la alternativa de tomarte un café. Mirándolo con humor, puede que esta sea una buena oportunidad de practicar el ayuno intermitente.

129. Si a usted le tocara resumir en una sola respuesta cuáles son los principios más importantes sobre una alimentación saludable, ¿cuáles serían?

Si tuviera que darte la esencia de lo que llevo dicho hasta ahora sobre la alimentación saludable, te diría lo siguiente:

- Come bajo en carbohidratos, elimina azúcares y harinas refinadas.
- Evita la comida procesada. Los mejores alimentos no tienen etiqueta.
- Aumenta la ingesta de grasas naturales como la que se encuentra en pescados, carnes, huevos, aceitunas, aguacates y almendras.
- Come en una ventana de tiempo comprimida. No vivas comiendo todo el tiempo.

130. Doctor, en su opinión, ¿qué hallazgos de examen físico y que pruebas de laboratorio son los más importantes para conocer el riesgo en que está una persona de sufrir enfermedad cardiovascular?

Esta es una excelente pregunta. Los factores de riesgo de enfermedad cardiovascular son varios y quiero ser sistemático al contestar esta pregunta de tal forma que al terminar de leerla tengas un cuadro claro de cuáles son los factores de riesgo para enfermedad cardiovascular y qué cosas hacer para minimizar el riesgo de esta enfermedad. Reconozco que lo que voy a discutir a continuación refleja mi opinión como médico y mi mejor interpretación de la ciencia en este momento, no necesariamente otros profesionales de la salud estarían de acuerdo conmigo.

Primeramente, el factor de riesgo más importante para desarrollar enfermedad cardiovascular es tener resistencia a la insulina e hiperinsulinemia. (16) Hay unos cambios físicos que ocurren en tu cuerpo que son indicadores de que podrías padecer de resistencia a la insulina e hiperinsulinemia. Veamos:

- *El diámetro de la cintura*

    Esta es una medida simple pero que nos da mucha información. Si tu diámetro de cintura es alto, probablemente tengas resistencia a la insulina e hiperinsulinemia. La forma más efectiva de usar esta información es calcular la razón de cintura a estatura. Usando esta fórmula tu divides el diámetro de tu cintura entre tu estatura usando las mismas unidades. Recuerda que el diámetro de la cintura se mide en la mañana con el abdomen relajado aproximadamente al nivel del ombligo. Si el resultado de esta división es mayor de 0.5 es altamente probable que tengas resistencia a la insulina. Otra forma de verlo es que si tu cintura es más de la mitad de tu estatura sugiere resistencia a la insulina. (8)

- *La Acantosis nigricans*

  Acantosis nigricans es el nombre de una lesión de color oscuro en la piel, conocida también como dermatosis hiperpigmentada. Esta lesión hace que la piel se engruese y pueda llegar a tener apariencia verrucosa. La podemos encontrar en el cuello, las axilas, los codos, las rodillas, la ingle y en el área ano-genital. Es más común en gente con sobrepeso u obesidad. La presencia de Acantosis nigricans se considera un marcador de resistencia a la insulina e hiperinsulinemia. (70)

Aparte de los cambios físicos que acabamos de explicar, las pruebas de laboratorio son fundamentales para saber si tienes resistencia a insulina e hiperinsulinemia:

- *La glucosa en ayunas*

  Tu glucosa en ayunas debe ser inferior a 100mg/dl. Si este número de forma constante por varios días resulta mayor de 100mg/dl, podría ser que tuvieras resistencia a la insulina. (72)

- *La hemoglobina glicosilada (A1c)*

  El porciento de hemoglobina glicosilada nos dice la porción de hemoglobina (es la proteína que se encarga de transporta oxígeno en la sangre) que esta enlazada a glucosa. Este proceso por el cual una proteína se enlaza a glucosa se le conoce como glicación. El porciento de hemoglobina glicosilada idealmente debe ser menos de 5.8%, números mayores a esto sugieren resistencia a insulina.

  Glicación, el proceso por el cual glucosa se pega a las proteínas, no solo ocurre con la hemoglobina, pero hemoglobina glicosilada es la que podemos medir en sangre. Por lo tanto, una hemoglobina glicosilada alta es un marcador de que ese proceso de glicación está ocurriendo en otras proteínas de tu cuerpo también. La glicación de proteínas está asociada a enfermedad cardiovascular. En resumen, hasta el momento, exceso de glucosa causa glicación de proteínas y esto lo podemos saber midiendo nuestra hemoglobina glicosilada. Una de estas proteínas en la que ocurre el proceso de glicación es una lipoproteína llamada LDL (colesterol malo). El LDL por si solo no causa enfermedad cardiovascular pero cuando ocurre glicación (por exceso de glucosa) y por ende oxidación entonces el LDL promueve enfermedad cardiovascular. (43, 55, 56)

- *La insulina en ayunas*

   Los niveles de insulina mayores de 8 mU/L sugieren resistencia a la insulina e hiperinsulinemia. Lamentablemente, pocos médicos ordenan esta prueba que puede darnos mucha información. Los niveles altos de insulina aumentan el riesgo de padecer de la mayoría de las enfermedades crónicas comunes como enfermedad cardiovascular, algunos tipos de cáncer, hígado graso, ovario poliquístico, diabetes tipo 2 e insuficiencia renal. (18)

- *La fórmula de HOMA-IR (índice de resistencia a la insulina).*

HOMA IR = Glucosa (mg / dl) x Insulina / 405

Menor de 1	1 -1.8	Mayor de 1.9
Buena salud metabólica	Zona Gris	Pobre salud metabólica

   En esta fórmula se multiplica la glucosa en ayunas por la insulina en ayunas y ese producto se divide entre 405. Esta fórmula produce un número que es el índice de resistencia a la insulina. Si este número es menor de 1, estamos hablando de buena salud metabólica. Si el número es mayor de 1.9 se sugiere que el paciente tiene resistencia a la insulina e hiperinsulinemia. (3)

- *Los triglicéridos*

   Los niveles de triglicéridos en ayunas también son un laboratorio útil para diagnosticar la resistencia a la insulina. Niveles de triglicéridos mayores a 150 sugieren resistencia a la insulina e hiperinsulinemia. Niveles de triglicéridos de 100 a 150 son aceptables; los menores de 100 son excelentes. (5)

- *El HDL (colesterol bueno)*

   El HDL, llamado por muchos, colesterol bueno es en verdad una lipoproteína. Un HDL elevado proporciona protección contra la enfermedad cardiovascular. Los niveles bajos de HDL (en mujeres un valor menor de 50, en hombres un valor menor de 40) aumentan el riesgo de enfermedad cardiovascular. También niveles bajos de HDL podrían sugerir resistencia a la insulina. (23)

- *La razón entre triglicéridos/HDL*

   La razón de triglicéridos/HDL es el producto de la división de triglicéridos entre HDL. Este número mientras más bajo mejor. Si la razón de triglicéridos/HDL es mayor de 3 sugiere resistencia a insulina e hiperinsulinemia. Dentro del panel de lípidos, que incluye colesterol total, LDL, HDL y triglicéridos, el predictor más poderoso de enfermedad cardiovascular es la razón de triglicéridos/HDL. (5, 48)

La observación del aspecto físico del paciente, sumada a los análisis de laboratorio que le ordenamos nos permiten evaluar su estado general de salud. Buscamos siempre los marcadores que nos indiquen si el paciente tiene resistencia a la insulina e hiperinsulinemia porque representan factores de riesgo importantes para enfermedad cardiovascular. La buena noticia es que cada uno de estos factores que discutí pueden mejorar simplemente con cambiar tu estilo de vida, en especial usando una nutrición baja en carbohidratos y aumentando la actividad física. (31, 71, 72) Por lo tanto, podemos decir con seguridad que el factor de riesgo más importante para enfermedad cardiovascular es modificable a través de lo que comemos y de cómo nos movemos.

Primeramente, hemos hablado de la resistencia a la insulina e hiperinsulinemia como factor de riesgo para desarrollar enfermedad cardiovascular. Ahora quiero hablarte otros tres factores de riesgo que también son importantes:

- *La capacidad física*

   Tener buena capacidad física es un factor protector para evitar una enfermedad cardiovascular. Te voy a dar un ejemplo:

   Mateo tiene 60 años y es una persona sedentaria. Su médico le quiso hacer una prueba de capacidad física, por lo que le mandó a caminar una milla mientras le tomaba el tiempo que se tardaba en completar el recorrido. Mateo no pudo completar la prueba a causa del cansancio. El médico le hizo la misma prueba a Francisco, una persona de 65 años, pero que caminaba 5 veces por semana. Francisco completo la milla en 14 minutos. ¿Quién ustedes creen que tiene mayor riesgo de tener un infarto al corazón en los próximos 5 años? Obviamente Mateo, que tiene menor capacidad física para el ejercicio. Este ejemplo nos demuestra que tener baja capacidad física y vivir una vida sedentaria son factores de riesgo para desarrollar enfermedad cardiovascular. (17)

- *La razón de colesterol / HDL*

    Como te mencioné anteriormente, el panel de lípidos se compone de triglicéridos, colesterol total, HDL y LDL. Dentro del panel de lípidos, el mejor predictor de enfermedad cardiovascular es la razón (división) de triglicéridos/HDL. Pero hay otra razón que también tiene valor predictor y es la razón de colesterol/HDL. En este número divides el colesterol total entre el HDL. Esta división debe ser menor de 5. Excelente sería si fuera menor de 3.5. Les voy a dar un ejemplo:

    A los 50 años, Diego es un amante de los ejercicios que compite en carreras de 5 kilómetros. Hace dos años se inició en una dieta baja en carbohidratos porque tenía resistencia a la insulina. Con los ejercicios y la dieta logró revertir esta condición y en este momento goza de muy buena salud. Su médico primario aún está preocupado porque su colesterol total es de 210, por lo que quisiera medicarlo. Diego se siente en el mejor momento de su vida y no quisiera usar fármacos, por eso vino a mi oficina en busca de una segunda opinión. Le hice un examen físico y le ordené unos laboratorios y comprobé que, en efecto, no tiene resistencia a la insulina. Su panel de lípidos demostró que su colesterol está en 210, su HDL, en 65 y sus triglicéridos en 70. Inmediatamente saqué los cálculos de la razón de triglicéridos/HDL y de colesterol/HDL que tienen un mayor valor predictivo que cualquier valor individual. Diego tienen una razón de triglicéridos/HDL, que está en 1.08 y de colesterol/HDL, que está en 3.2. Ambos resultados son excelentes, por lo que Diego no tiene un aumento en el riesgo de enfermedad cardiovascular, por lo que mi recomendación fue no usar medicamento para el colesterol en este momento.

    En resumen, la enfermedad cardiovascular es compleja y su origen es inflamación crónica principalmente ligado a resistencia a insulina e hiperinsulinemia. (44) Hay muchos parámetros de examen físico y de laboratorio que nos ayudan a determinar el riesgo de enfermedad cardiovascular. Estos parámetros van desde resistencia a insulina e hiperinsulinemia, capacidad al ejercicio, examen físico, distribución de grasa corporal y panel de lípidos. Cada uno de estos parámetros cuando esta alterado contribuye a inflamación crónica. Lamentablemente el enfoque del sistema de salud actual ha sido principalmente colesterol y LDL ya que existen fármacos específicos para bajar estos niveles.

131. Doctor, llevo un año en una dieta baja en carbohidratos. En este año he logrado revertir mi prediabetes, he bajado 40 libras, era talla 38 de pantalón y ahora soy talla 33, y hasta estoy asistiendo al gimnasio 4 veces por semana. Nunca en mi vida me había sentido tan bien como ahora, pero mi colesterol subió de 180 a 230 y mi médico me dijo que tenía que dejar de comer bajo en carbohidratos porque estaba en riesgo de sufrir un infarto al corazón. ¿Cuál es su opinión?

Este paciente presenta una pregunta muy frecuente. Establece que su salud y su estado de ánimo han mejorado notablemente con la dieta baja en carbohidratos. Por lo que leemos, podemos ver que muy probablemente ha resuelto el problema de resistencia a la insulina. Esto es muy importante, porque como discutimos anteriormente en este libro (Ver pregunta 130) la resistencia a la insulina y la hiperinsulinemia son el factor de riesgo principal para desarrollar enfermedad cardiovascular. Pero en esta pregunta quiero enfocarme en discutir el tema del colesterol en el contexto de una dieta baja en carbohidratos.

Primero quiero hablar un poco acerca del colesterol. El colesterol es una molécula muy importante dentro del cuerpo humano. Lleva a cabo funciones que son esenciales para nuestro cuerpo. Por ejemplo, es un componente estructural de todas las membranas de nuestras células y le da fluidez a esa membrana. Es también el precursor de los ácidos biliares que son importantes para el proceso de digestión. También el colesterol es precursor de la vitamina D, que es importante, entre otras funciones, para nuestro sistema inmune y para tener huesos saludables. Es precursor para las hormonas esteroidales tales como el cortisol y la aldosterona, que son producidos por la corteza adrenal. Cortisol es la hormona que nos ayuda a poder enfrentar momentos de estrés. La ausencia de cortisol traería como consecuencia la muerte. Aldosterona se encarga de mantener un balance adecuado de fluidos y sodio en el cuerpo. Colesterol también es el precursor de las hormonas sexuales, testosterona en hombres y estrógeno en mujeres y como si fuera poco, colesterol también es precursor de progesterona que es la hormona más importante para mantener el embarazo. Me tomo este momento para detallar algunas funciones de la molécula de colesterol para que entiendas que el colesterol no es tu enemigo, al contrario, es tu amigo. Sin colesterol no podemos vivir, es así de sencillo. (20)

El hecho de que el colesterol sea una molécula vital para la vida no quita la utilidad clínica del panel de lípidos que los médicos le piden a sus pacientes. Siguen siendo útil en especial cuando lo miramos en su totalidad y no nos enfocamos en un solo valor. Contrario a lo que la gente piensa, para la mayoría de las personas una dieta baja en carbohidratos tiene un efecto positivo en el panel de lípidos, voy a ir brevemente sobre sus beneficios:

- *Disminuye la razón de triglicéridos/HDL.*

    Como hemos discutido previamente en este libro, este es el número con mayor valor predictivo para enfermedad cardiovascular. Este número mientras más bajo mejor. Una razón de triglicéridos/HDL mayor de 3 te pone a riesgo de enfermedad cardiovascular. Las dietas bajas en carbohidratos consistentemente logran disminuir la razón de triglicéridos/HDL disminuyendo así el riesgo de enfermedad cardiovascular. (5, 48)

- *Disminuye la razón de colesterol/HDL*

    Una dieta baja en carbohidratos podría aumentar el nivel de colesterol en algunos pacientes; sin embargo, también podría aumentar el HDL o colesterol bueno, el que confiere protección contra enfermedad cardiovascular. Con este estilo de alimentación, la razón de colesterol/HDL disminuye en la mayoría de las personas, disminuyendo el riesgo de enfermedad cardiovascular. (Ver pregunta 30). Tener una razón mayor de 5 podría ser un factor de riesgo para enfermedad cardiovascular. Idealmente esa razón debería estar por debajo de 3.5.

- *Redistribuye el tamaño de la partícula de LDL (colesterol malo)*

    Las lipoproteínas de baja densidad (LDL) son heterogéneas en su tamaño. Las partículas más pequeñas y densas se asocian con el desarrollo de enfermedades cardiovasculares, no así las partículas grandes. Las dietas bajas en carbohidratos cambian la distribución de las partículas de LDL a favor de las grandes; de esta forma disminuye potencialmente el riesgo de un paciente de sufrir enfermedad cardiovascular. (72)

- *Disminuye el proceso de glicación*

Glicación es el proceso por el cual el exceso de glucosa se pega a las proteínas. Una forma indirecta de medir la magnitud de este proceso de glicación es mediante el análisis de la hemoglobina glicosilada. Los niveles altos de hemoglobina glicosilada probablemente indiquen que aparte de la hemoglobina, también se están glicando otras proteínas. Una de ellas puede ser una lipoproteína llamada LDL (colesterol malo). El LDL solo puede causar enfermedad cardiovascular cuando se oxida, y una de las principales causas de su oxidación es la glicación. Las dietas bajas en carbohidratos han probado disminuir la glicación, por lo tanto, disminuyen el LDL oxidado y potencialmente este es otro mecanismo por el cual las dietas bajas en carbohidratos podrían prevenir enfermedad cardiovascular. (43, 55, 56)

Ya que hablamos del proceso de oxidación del LDL, quiero mencionar que otra de las causas de que se oxide el LDL es fumar cigarrillos. Es por esta razón que fumar es un factor de riesgo grande para sufrir enfermedad cardiovascular.

En resumen, el colesterol no es tu enemigo, es tu amigo y las dietas bajas en carbohidratos cambian el perfil de lípidos favorablemente en la mayoría de las personas. Aun así, quiero recalcar que el factor de riesgo más importante para enfermedad cardiovascular es resistencia a la insulina e hiperinsulinemia y las dietas bajas en carbohidratos son una herramienta poderosa para revertir esta condición.

PALABRAS FINALES

La sociedad moderna atraviesa por la crisis de salud más grande de la historia. Los estilos de vida modernos provocan estrés y mucha ansiedad. La alimentación se fundamenta en la ingesta de comida chatarra rica en carbohidratos y azúcares. Todo esto, sumado al sedentarismo, provocan enfermedades crónicas que afectan gran parte de la población. La medicina actual ha venido enfrentando esta realidad recetando fármacos que alivian síntomas, pero que no atacan el problema desde su raíz. Sin embargo, si hiciéramos cambios en nuestros estilos de vida no solo mejorarían la mayor parte de las condiciones crónicas, sino que muchas veces las revertiríamos. Para ello debemos darle mayor y mejor atención al descanso, a la nutrición y al ejercicio como estrategias efectivas para mantener una buena salud.

Con este libro he pretendido ofrecerte una información que te permitirá recuperar tu salud si está quebrantada o que la mantengas si es que la disfrutas. Pequeños cambios en estilo de vida a largo plazo son la mejor herramienta para revolucionar tu salud. Así que te animo a que con la información que has aprendido en este libro comiences a mejorar tu salud. Ahora depende de ti que tomes en tus manos las riendas de una buena salud. ¡Adelante!

REFERENCIAS

1. Anderson, D., Eriksson, D., Thorell, A. (2014). Changes in subcutaneous fat cells volume and insulin sensitivity after weight loss. *Diabetes Care.* https://doi.org/10.2337/dc13-2395

2. Araújo, J., Cai, J., Stevens, J. (2019). Prevalence of optimal metabolic health in American adults: National health and nutrition examination survey 2009-2016. *Mary Ann Liebert, Inc.* https://doi.org/10.1089/met.2018.0105

3. Ausk, K., Boyko, E., Iannou, G. (2010). Insulin resistance predicts mortality in nondiabetic individuals in the U.S. *Epidemiology/ Health Service Research.* https://doi.org/10.2337/dc09-2110

4. Avena, N., Rada, P., Hoebel, B. (209). Sugar and fat bingeing have notable differences in addictive-like behavior. *The Journal of Nutrition.* https://dx.doi.org/10.3945%2Fjn.108.097584

5. Bertsch, R. (2015). Study of the use of lipid panels as a marker of insulin resistance to determine cardiovascular risks. *The Permanente Journal.* https://dx.doi.org/10.7812%2FTPP%2F14-237

6. Bostock, E., Kirby, K., Taylor, B. (2017). The current status of the ketogenic diet in psychiatry. *Frontiers in Psychiatry.* https://dx.doi.org/10.3389%2Ffpsyt.2017.00043

7. Brescianini, S., Maggi, S., Farchi, G. et al. (2003). Low total cholesterol and increased risk of dying: are low levels clinical warning signs in the elderly? Results from the Italian longitudinal study on aging. *Pub Med.* https://doi.org/10.1046/j.1365-2389.2003.51313.x

8. Browning, L., Dong Hsieh, S., Ashwell, M. (2010). A systematic review of waist-to-height ratio as a screening tool for the prediction of cardiovascular disease and diabetes: 0.5 could be a suitable global boundary value. *Nutrition Research Review.* http://dx.doi.org/10.1017/S0954422410000144

9. Calkin, C., Ruzickova, M., Uher, R. et al. (2015). Insulin resistance and outcome in bipolar disorder. *The British Journal of Psychiatry.* https://doi.org/10.1192/bjp.bp.114.152850

10. Calvez, J., Poupin, N., Chesneau, C. et al. (2012). Protein intake, calcium balance and health consequences. *European Journal of Clinical Nutrition.* https://www.nature.com/articles/ejcn2011196

11. Cardet, J., Ash, S., Kusa, T. et al. (2016). Insulin resistance modifies the association between obesity and current asthma in adults. *Original Article Asthma.* 10.1183/13993003.00246-2016

12. Cordian, L., Toohey, L., Smith, M. J., et al. (2000). Modulation of immune function by dietary lectins in rheumatoid arthritis. *British Journal of Nutrition.* https://doi.org/10.1017/S0007114500000271

13. Cox, N., Gibas, S., Salisbury, M. et al. (2019). Ketogenic diets potentially reverse Type 2 diabetes and ameliorate clinical depression: A case study. *Elsevier.* 0.1016/j.dsx.2019.01.055

14. Devries, M., Sithamparapillai, A., Brimble, S. et al. (2018). Changes in kidney function do not differ between healthy adults consuming higher-compared with lower- or normal-protein diets: a systematic review and meta-analysis. *The Journal of Nutrition.* https://academic.oup.com/jn/article/148/11/1760/5153345

15. Diehl, A., Day, C. (2017). Cause, pathogenesis, and treatment of nonalcoholic steatohepatitis. *The New England Journal of Medicine.* 10.1056/NEJMra1503519

16. Eddy, D., Schlessinger, L., Kahn, R. et al. (2009). Relationship of insulin resistance and related metabolic variables to coronary artery disease: A mathematical analysis. *American Diabetes Association.* https://dx.doi.org/10.2337%2Fdc08-0854

17. European Society of Cardiology. (2019). Ability to lift weights quickly can mean a longer life: Not all weight lifting produces the same benefit. *Science Daily.* https://www.sciencedaily.com/releases/2019/04/190412085247.htm

18. Facchini, F., Hua, N., Abbasi, F. et al. (2001). Insulin resistance as a predictor of age-related diseases. *The Journal of Clinical Endocrinology and Metabolism.* https://academic.oup.com/jcem/article/86/8/3574/2848584

19. Feinman, R., Pogozelski, W., Astrup, A. et al. (2015). Dietary Carbohydrate restriction as the first approach in diabetes management: Critical review and evidence base. *Elsevier.* https://doi.org/10.1016/j.nut.2014.06.011

20. Ferrier, D. (2014). <u>Lippincott Illustrated Reviews. Biochemistry</u> *(Seventh Edition).* Wolters Kluwer.

21. Forno, E., Han, Y., Muzumdar, R. et al. (2015). Insulin resistance, metabolic syndrome, and lung function in US adolescents with and without asthma. *American Academy of Allergy, Asthma & Immunology.* https://doi.org/10.1016/j.jaci.2015.01.010

22. Forno, E. et al. (2015). Insulin resistance, metabolic syndrome linked with worsened lung function in obese adolescents. *Healio.* http://www.jacionline.org/article/S0091-6749(15)00099-8/abstract

23. Fossati, P. (1987). Insulin and HDL- cholesterol metabolism. *Pub Med.* https://www.ncbi.nlm.nih.gov/pubmed/3308570

24. Franssila-Kallunki, A., Groop, L. (1992). Factors associated with basal metabolic rate in patients with type 2 (non-insulin-dependent) diabetes mellitus. *Pub Med* (https://doi.org/10.1007/bf00401426

25. Freeland, E. (2004). Role of a critical visceral adipose tissue threshold (CVATT) in metabolic syndrome: implications for controlling dietary carbohydrates: a review. *Nutrition & Metabolism.* https://doi.org/10.1186/1743-7075-1-12

26. Gibeon, D., Batuwita, K., Osmond, M. et al. (2014). Obesity-associated severe asthma represents a distinct clinical phenotype. *CHEST.* https://doi.org/10.1378/chest.12-0872

27. Harcombe, Z., Barker, J., Di Nicolantonio, J. et al. (2016). Evidence from randomized controlled trials does not support current dietary fat guidelines: A systematic review and meta-analysis. *Open Heart.* 10.1136/openhrt-2016-000409

28. Ho, V., Leung, K., Hsu, A. et al. (2011). A low carbohydrate, high protein diet slows tumor growth and prevents cancer initiation. *American Association for Cancer Research.* 10.1158/0008-5472.CAN-10-3973

29. Huang, J., Pan, G., Jiang, H. et al. (2017). A meta-analysis between dietary carbohydrate intake and colorectal cancer risk: Evidence from 17 observational studies. *Portland Press.* https://dx.doi.org/10.1042%2FBSR20160553

30. Hyatt, H., Kephart, W., Holland, A. et al. (2016). A ketogenic diet in rodents elicits improved mitochondrial adaptations in response to resistance exercise training compared to an iscocaloric western diet. *Frontiers in Psychiatry.* https://dx.doi.org/10.3389%2Ffphys.2016.00533

31. Hyde, P., Krauss, R., Volek, J. et al. (2019). Dietary carbohydrate restriction improves metabolic syndrome independent of weight loss. *JCI Insight.* https://doi.org/10.1172/jci.insight.128308

32. Igwe, E., Zaid Fattah Azman, A., Jalil Nordin, A. et al. (2015). Association between homa-ir and cancer in medical centre in Selangor, Malaysia. *International Journal of Public Health and Clinical Science.* http://publichealthmy.org/ejournal/ojs2/index.php/ijphcs/article/view/168

33. Jamshed, H., Beyl, R., Della Manna, D. et al. (2019). Early time-restricted feeding improves 24-hour glucose levels and affects markers of the circadian clock, aging, and autophagy in humans. *Nutrients.* 10.3390/nu11061234

34. Jensen M., Caruso, M., Heiling, V. et al. (1989). Insulin regulation of lipolysis in nondiabetic and IDDM subjects. *PubMed.* https://doi.org/10.2337/diab.38.12.1595

35. Juraschek, S., Chang, A., Appel, L. et al. (2016). Effect of glycemic index and carbohydrate intake on kidney function in healthy adults. *BMC Nephrology.* https://dx.doi.org/10.1186%2Fs12882-016-0288-5

36. Kelly, C., Mansoor, J., Dohm, J. et al. (2014). Hyperinsulinemic syndrome: The metabolic syndrome is broader than you think. *Elesevier.* https://doi.org/10.1016/j.surg.2014.04.028

37. Klein, P., Janousek, J., Barber, A. et al. (2010). Ketogenic diet treatment in adults with refractory epilepsy. *Elsevier.* https://doi.org/10.1016/j.yebeh.2010.09.016

38. Khodabakhshi, A., Esmaeil Akbari, M., Reza Mirzaei, H. et al. (2019). Feasibility, safety, and beneficial effect of MCT- based ketogenic diet for breast cancer treatment: A randomized controlled trial study. *Nutrition and Cancer Journal.* Taylor & Francis Group. 0.1080/01635581.2019.1650942

39. Kossoff, E., Cervenka, M., Henry, B. et al. (2013). A decade of modified Atkins diet (2003-2013): Results, insight, and future directions. *Elsevier.* https://doi.org/10.1016/j.yebeh.2013.09.032

40. Kraft, B., Westman E. (2009). Schizophrenia, gluten, and low-carbohydrate, ketogenic diets: a case report and review of the literature. *Nutrition and Metabolism.* https://doi.org/10.1186/1743-7075-6-10

41. Krok-Schoen, J.L., Archdeacon, A., Luo, M. et al. (2019). Low dietary protein intakes and associated dietary patterns and functional limitations in an aging population: A NHANES analysis. *J Nutr Health Aging.* 10.1007/s12603-019-1174-1

42. Luchsinger, J. A., Tang, M. X., Shea, S. et al. (2004). Hyperinsulinemia and risk of Alzheimer's disease. *Pub Med.* https://www.ncbi.nlm.nih.gov/pubmed/15477536

43. Luo, W., He, Y., Ding, F. et al. (2018). "Study on the levels of glycosylated lipoprotein in patients with coronary artery atherosclerosis. *Pub Med.* 10.1002/jcla.22650

44. Malhorta, A., Redberg, R., Meier, P. (2017). Saturated fat does not clog the arteries: coronary heart disease is a chronic inflammatory condition, the risk of which can be effectively reduced from interventions. *British Journal of Sports Medicine.* http://dx.doi.org/10.1136/bjsports-2016-097285

45. Mavropoulos, J., Yancy, W., Hepburn, J. et al.(2005). The effects of a low-carbohydrate, ketogenic diet on the polycystic ovary syndrome: A pilot study. *Nutrition & Metabolism.* https://doi.org/10.1186/1743-7075-2-35

46. McKenzie, A., Hallberg, S., Creighton, B. et al. (2017). A novel intervention including individualized nutritional recommendations reduces hemoglobin A1c level, medication use, and weight Type 2 diabetes. *JMR Diabetes.* 10.2196/diabetes.6981.

47. McKenzie, A. (2018). One year clinical trial outcomes provide evidence for changing the way we care for patients with Type 2 diabetes. *Virta Health.* https://www.virtahealth.com/blog/one-year-clinical-trial-outcomes-type-2-diabetes

48. McLaughlin, T., Reaven, G., Abbasi, F. et al. (2005). Is there a simple way to identify insulin-resistant individuals at increased risk of cardiovascular disease?. *The American Journal of Cardiology.* https://www.ajconline.org/article/S0002-9149(05)00741-1/fulltext

49. Milton, K. "The critical role played by animal source foods inhuman (homo) evolution" *American Society for Nutritional Sciences* (2003) 10.1093/jn/133.11.3886S

50. Mohanan, S., Tapp, H., McWilliams, A. et al. (2014). Obesity and asthma: pathophysiology and implications for diagnosis and management in primary care. *Experimental Biology and Medicine.* https://doi.org/10.1177/1535370214525302

51. Mosek, A., Natour, H., Neufeld, M. et al. (2009). Ketogenic diet treatment in adults with refractory epilepsy: A prospective pilot study. *Elsevier.* https://doi.org/10.1016/j.seizure.2008.06.001

52. Napoli, E., Dueñas, N., Giulivi, C. et al. (2014). Potential therapeutic use of the ketogenic diet in autism spectrum disorder. *Frontiers in PEDIATRICS.* 10.3389/fped.2014.00069

53. Pericone, M., Maio, R., Sciacqua, A. et al. (2019). Ketogenic diet-induced weight loss is associated with an increase in vitamin D levels in obese adults. *MDPI.* https://doi.org/10.3390/molecules24132499

54. Punjabi, N., Sorkin, J., Katzel, L. et al. (2001). Sleep-disordered breathing and insulin resistance in middle-aged and overweight men. *ATS Journals.* https://doi.org/10.1164/ajrccm.165.5.2104087

55. Ravnskov, U., Diamond, D., Hama, R. et al. (2016). Lack of an association or an inverse association between low-density-lipoprotein cholesterol and mortality in the elderly: A systematic review. *BMJ Open.* http://dx.doi.org/10.1136/bmjopen-2015-010401

56. Ravnskov, U., Lorgeril, M., Diammond, D. et al. (2018). LDL-C does not cause cardiovascular disease: A comprehensive review of the current literature. Expert Review of Clinical Pharmacology. https://doi.org/10.1080/17512433.2018.1519391

57. Rebholz, C., Friedman, E., Powers, L. et al. (2012). Dietary protein intake and blood pressure: A meta-analysis of randomized controlled trials. *Am J Epidemiol.* 10.1093/aje/kws245

58. Santos F. L., Esteves, S. S., da Costa Pereira, A.,(2012). Systematic review and meta-analysis of clinical trials of the effect of low carbohydrate diets on cardiovascular risk factors. *Obesity Reviews.* https://doi.org/10.1111/j.1467-789X.2012.01021.x

59. Saslow, L., Mason, A., Kim, S. et al. (2017). An online intervention comparing a very low-carbohydrate ketogenic diet and lifestyle recommendations versus a plate method diet in overweight individuals with Type 2 diabetes: A randomized controlled trial. *Journal of Medical Internet Research.* 10.2196/jmir.5806

60. Shai, I., Scnwarzfuchs, D., Henkin, Y. et al. (2018). Weight loss with a low-carbohydrate, Mediterranean, or low-fat diet. *The New England Journal of Medicine.* 10.1056/NEJMoa0708681

61. Shor, R., Wainstein, J., Oz, D. et al. (2007). Low serum LDL cholesterol levels and the risk of fever, sepsis, and malignancy. *Annals of Clinical and Laboratory Science.* https://www.ncbi.nlm.nih.gov/pubmed/18000291

62. Siddiqui, M., Elwell, C., Johnson, M. (2016). Mitochondrial dysfunction in autisms spectrum disorders. *Pub Med.* https://dx.doi.org/10.4172%2F2165-7890.1000190

63. Sidossis, L., Wolfe, R.(1996). Glucose and insulin-induced inhibition of fatty acid oxidation: the glucose-fatty acid cycle reversed. *Pub Med.* https://doi.org/10.1152/ajpendo.1996.270.4.E733

64. Siri-Tarino, P., Sun, Q., Hu, F. et al. (2010). Saturated fat, carbohydrate, and cardiovascular disease. *The American Journal of Clinical Nutrition.* https://dx.doi.org/10.3945%2Fajcn.2008.26285

65. Spiegel, K., Knutson, K., Leproult, R. et al. (2014). Sleep loss: novel risk factor for insulin resistance and Type II diabetes. *ResearchGate.* 10.1152/japplphysiol.00660.2005

66. Sleiman, S., Henry, J., Al-Haddad, R. et al. (2016). Exercise promotes the expression of brain derived neurotrophic factor (BDNF) through the action of the ketone body ⊠- hydroxybutyrate. *eLife.* 10.7554/eLife.15092

67. Taylor, R., Holman, R. et al. (2015). Normal weight individuals who develop Type 2 diabetes: the personal fat threshold. *Clinical Science.* https://doi.org/10.1042/CS20140553

68. Tóth, C., Dabóczi, A., Howard, M. et al. (2016). Crohn's disease successfully treated with the paleolithic ketogenic diet. *EDORIUM Journals.* 10.5348/ijcri-2016102-CR-10690

69. Venkateswaran V., Haddad, A., Fleshner, N. et al. (2007). Association of diet-induced hyperinsulinemia with accelerated growth of prostate cancer (LNCaP) xenografts. *JNCI.* https://doi.org/10.1093/jnci/djm231

70. Vidiera-Silva, A., Albuquerque., C., Fonseca, H. (2019). Acanthosis nigricans as a clinical marker of insulin resistance among overweight adolescence. *Annals of Pediatric Endocrinology & Metabolism.* https://dx.doi.org/10.6065%2Fapem.2019.24.2.99

71. Volek, J., Sharman, M., Love, D. et al. (2007). Body composition and hormonal responses to a carbohydrate-restricted diet. *Metabolism Clinical and Experimental.* https://doi.org/10.1053/meta.2002.32037

72. Volek, J., Phinney, S., Forsythe, C. et al. (2008). Carbohydrate restriction has a more favorable impact on the metabolic syndrome than a low fat diet. *AOCS.* https://doi.org/10.1007/s11745-008-3274-2

73. Volek, J., Freidenreich, D., Saenz, C. et al. (2015). Metabolic characteristics of keto-adapted ultra-endurance runners. *Elsevier.* https://doi.org/10.1016/j.metabol.2015.10.028

74. Walton, C., Perry, K., Hart, R. et al. (2019). Improvement in glycemic and lipid profiles in Type 2 diabetes with a 90-day ketogenic diet. *Journal Diabetes Research.* https://doi.org/10.1155/2019/8681959

75. Wang, Y., Lee, D., Brellenthin, A. et al. (2018). Association of muscular strength and incidence of Type 2 diabetes. *Mayo Clinic.* https://doi.org/10.1016/j.mayocp.2018.08.037

76. Westerterp-Plantenga, M., Lemmens, S., Westertep, K. (2012). Dietary protein—its role in satiety, energetics, weight loss and health. *British journals of Nutrition.* https://doi.org/10.1017/S0007114512002589

77. Yancy, W., Olsen, M., Guyton, J. et al. (2004). A low-carbohydrate, ketogenic diet versus a low-fat diet to treat obesity and hyperlipidemia. *Annals of Internal Medicine.* https://annals.org/aim/fullarticle/717451/low-carbohydrate-ketogenic-diet-versus-low-fat-diet-treat-obesity

Made in the USA
Columbia, SC
10 February 2021